AVIS
AU PUBLIC
SUR
SON PLUS GRAND INTÉREST,
OU
L'ART
DE SE PRÉSERVER
DE LA PETITE VÉROLE,
Réduit en principes & démontré par l'expérience.

Apud Italos ut primùm scintillare cœpit pestilentia, qui laboranti inserviunt, submoventur à publico. Hoc quidam appellant inhumanitatem, cum summa sit humanitas.

D. Erasmi R. Colloquia, Gamos.

Par M. PAULET, Médecin des Facultés de Paris & de Montpellier.

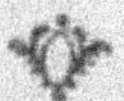

A PARIS,
Chez GANEAU, Libraire, rue Saint-Séverin, aux Armes de Dombes.

M. DCC. LXIX.

AVERTISSEMENT.

Nous commençons par avertir le Lecteur que cet écrit n'ayant pour but que l'utilité publique, est fait aussi de façon qu'il puisse être lû de tout le monde. Ce n'est point ce qu'on appelle proprement un traité de Médecine ; ce n'est qu'un précis de quelques observations nouvelles, faites à Paris & dans diverses parties du monde, relativement à la marche que tient constamment la petite vérole, en ſe répandant d'un pays à l'autre. C'eſt la conduite de certains peuples qui s'en préſervent, qu'on propoſe pour modele.

On a dit avec tous les gens ſages : » Avant que toute l'Eu-» rope, tout l'univers ſoit ino-» culé, infecté de petite vé-» role ; avant que tous les hom-» mes, les animaux ſoient dans » une déſolation àlaquelle il » ne ſera plus poſſible de re-» médier ; il faudroit ſavoir » du moins, de quelle maniere, » les *Tartares*, les *Tonguſes*, » les *Hottentots*, les *Perſes* » nos *Colons*, nos *Languedo-*

» *ciens* même &c. s'y prenoient
» autrefois ; s'y prenent encore
» pour se délivrer de cette ma-
» ladie, pendant des généra-
» tions entieres. On l'a dit avec tous les gens sensés ; afin que s'il reste encore parmi nous, un seul homme, prêt à servir l'humanité, & qui veuille jetter les yeux sur les siecles passés, il puisse faire ces réflexions, si naturelles : *Puisqu'il est vrai qu'il a été un tems, où les Gaules étoient si peuplées*, (sans petite vérole) *qu'on étoit obligé d'envoyer des Colonies de trois cens, de quatre cens mille hommes à la fois, pour aller peupler d'au-*

tres Contrées : ce qui arriva plusieurs fois, surtout du tems D'AMBIGAT, *de* BELLOVESE, *de* SIGOVESE *: on peut donc vivre sans petite vérole dans notre climat.*

La seconde réfléxion qu'il feroit, sans doute, feroit celle-ci :

Puisque *la* PESTE, *la* LEPRE, *le* FEU SACRÉ *ou* MAL DES ARDENS, *plusieurs autres maladies contagieuses, qui s'y ètoient introduites, en différents tems, en ont disparu ; puisque le climat du monde le plus sain, le plus tempéré, est toujours le méme & ne sçauroit changer, (à moins que Dieu n'intervertiſſe l'ordre de la nature ;) pourquoi une maladie qui nous eſt auſſi étrangere que les précédentes, & d'une nature ſemblable, n'en pourroit-elle pas être éloignée, lorſqu'il eſt démontré qu'elle eſt contagieuſe ; lorſque nous ſommes dans le ſiecle le plus éclairé, plus le policé, le plus favorable à cette entrepriſe qui ait jamais été.*

Quoique cette conſéquence paroiſſe ſi juſte, qu'il ſemble que tous les hommes auroient dû la tirer & en profiter ; on en trouve néanmoins, qui ſe plaiſent, par je ne ſais quel motif, & à faire naître des difficultés, & à détourner les ſouverains de la conduite du monde la plus ſage & la plus prudente. Nous avons crû devoir répondre, dans un article à part, à toutes leurs objections, perſuadés que la raiſon a des droits ſi puiſſans ſur tous les hommes, qu'à la fin elle les ſubjugue, & qu'une vérité généralement utile, prouvée & démontrée, ſur-tout par l'expérience, eſt auſſi précieuſe au genre humain, que la deſtruction même des maux, dont elle s'occupe.

AVIS AU PUBLIC

SUR

SON PLUS GRAND INTÉRÊT.

COMBATTRE des préjugés, leur ſubſtituer des vérités utiles, raſſurer le citoyen ſur ſes craintes, chercher à délivrer la nation d'un fléau qui fait le déſeſpoir de toutes les familles ; tel eſt le but qu'on ſe propoſe.

De quelque prix que ſoit le ſervice qu'on veut rendre à l'humanité, quelque important que ſoit le ſujet qu'on traite, il n'eſt malheureuſement que trop vrai, que la plupart des hommes ne ſont point faits pour porter ſur cet objet toute l'attention dont il eſt digne. Le préjugé ou l'indifférence toujours maîtres des eſprits, rejettent tout ce que la raison leur oppose ; & tandis que de tous les maux étrangers, qui se sont introduits en Europe, la petite vérole est peut-être le seul dont on puisse se délivrer avec quelque facilité ; c'est le seul en même tems duquel, par une fatalité bien singuliere, on imagine le moins pouvoir se défendre.

Celui qui proposeroit tout à-coup d'*anéantir* la petite vérole sans la faire connoître, sans combattre le préjugé sur son origine, ou sans citer quelque exemple d'un pareil *anéantissement* chez quelque peuple, ne seroit point écouté. Il ne proposeroit jamais aux yeux d'un public prévenu, qu'un systême, un paradoxe, peut-être une chimere. Mais celui, qui après avoir prouvé par une histoire exacte & suivie, que ce fléau né loin de nous, ne s'est introduit comme une peste dans notre climat, qu'à la faveur des révolutions & de la barbarie du sixieme siecle, y est toujours nouveau, toujours accidentel, jamais naturel ; le feroit connoître, indiqueroit les véritables causes qui le renouvellent, celles qui le répandent dans les villes, dans les campagnes ; proposeroit aujourd'hui de les supprimer par des moyens simples, puisés dans l'expérience de plusieurs peuples. Cet homme, quel qu'il fut, mériteroit ou qu'on l'écoute, ou qu'on le juge, ou qu'on le croye. Il ne lui manqueroit, pour parvenir à son but, qu'un homme, assez humain pour être sensible à nos maux, assez juste pour protéger la vérité, assez grand pour la faire servir au profit du genre humain.

Dans quelque tems qu'on trouve cet homme rare, ou qu'on s'éclaire en Europe sur la petite vérole ; il sera toujours vrai que nos connoissances sur elle, auront été bien tardives ; que notre négligence seule sur les effets de la contagion, a été cause qu'elle s'est soutenue si long-tems parmi nous & qu'elle s'est introduite peu à peu dans plusieurs parties du monde où elle n'avoit jamais existé. C'est en vain qu'on voudroit étourdir les hommes. La vérité doit être connue ; cette maladie est une peste qui court le monde. Elle n'est point encore répandue sur toute la terre. Les peuples qui en sont à l'abri sont connus (*a*). Ce ne fut qu'au commencement du ſiecle paſſé, qu'elle pénétra pour la premiere fois chez les Tartares (*b*) voiſins de la Ruſſie. Avant 1702, on n'avoit jamais entendu parler de la petite-vérole dans le Canada; mais des Priſonniers Anglois, arrivés de la Nouvelle Angleterre, l'apporterent cette année à Québec, où la famille de M. de Vaudreuil, ancien Gouverneur de cette Contrée, en fut attaquée (*c*).

Ce n'eſt que depuis 1733, qu'elle eſt connue à Louisbourg & dans l'iſle Royale, où le navire le *Héros*, vaiſſeau du Roi, parti cette année de Rochefort, ſous les ordres de M. Desherbiers de l'Etang du Hair, l'introduiſit pour la premiere fois. Toute la Louiſiane ſçait que Madame d'Auberville, aujourd'hui Madame de Vilmont, qui

(*a*) Voy. l'Hiſtoire de la p. v. & le Mémoire qui lui a ſervi de ſuite. Chez Ganeau, Libraire à Paris.

(*b*) Voy. le Voyage de Ruſſie à Pekin, par Jean Bell d'Antermony, Tom. I. p. 105. traduit de l'Anglois.

(*c*) *C'eſt de la bouche même de M. le Marquis de Vaudreuil que nous tenons ce fait.*

vit encore à la nouvelle Orléans, fut la premiere qui l'éprouva dans cette partie du monde, où les hommes étoient jadis heureux & sains. On sait de même que des nations moins éclairées que nous, ont su lui opposer des barrieres; qu'un peuple de barbares, (les Hottentots) (*a*) s'en est préservé pendant plusieurs générations; qu'un autre peuple, non moins barbare (les Tartares, surtout les *Tonguses*) (*b*) s'en préserve encore tous les jours. On n'ignore point que nous avons fait nous-mêmes des reglemens

(*a*) Voy. dans le premier volume de l'Histoire de la petite vérole, Tom. I. p. 167. la maniere simple & ingénieuse dont ce peuple se mit à l'abri de la contagion.

» (*b*) Ces Barbares, dit *Jean Bell d'Antermony*, ont une si grande horreur de la » petite vérole, que lorsque quelqu'un d'eux » en est attaqué, ils lui font une petite hute » à part & lui laissent de l'eau & quelques » victuailles; après quoi ils plient bagage & » marchent marée contre vent, portant cha- » cun un pot de terre, rempli de charbon al- » lumé, & faisant des lamentations horribles. » Ils ne visitent le malade que lorsqu'ils » croyent que le danger est passé. Ils n'ont » connu cette maladie que depuis l'arrivée » des Russes, & s'en délivrent ainsi ». Les qu'on trouve dans le code noir, pour préserver les Negres en Amérique, de cette même petite vérole, qu'on y apporte si souvent d'Europe ; que des précautions semblables à celles qu'on trouve dans ce code, en ont mis à l'abri plusieurs Colonies, surtout la nouvelle Ecosse, depuis l'époque de sa fondation, jusqu'à la derniere guerre. Tous ces faits sont connus ou doivent l'être : quelle est donc la cause d'une négligence aussi aveugle, aussi étrange que la nôtre ? Il n'y en a pas d'autre, sans doute, que ce malheureux préjugé, transmis par les Arabes, qui tient encore parmi nous ; qui nous a persuadé que notre petite vérole étoit innée, naturelle, inévitable, diffé-

Tartares Tonguses ne sont pas les seuls qui s'en préservent aujourd'hui de cette maniere ; tous ceux qui sont au midi de la Russie, en font de même avec un pareil succès. Ce fait est confirmé dans le *voyage en Sybérie*, par *M. Chape d'Auteroche*, qui en a été fort surpris, & qui dit à ce sujet, (Tom. I. p. 140.), » plus ces faits me parurent singuliers, plus je » pris de précautions pour m'en assurer. On en trouve encore la preuve dans l'Ouvrage qui a pour titre : Recueil d'Observations, Tom. II. p. 276 & suiv.

rente de celle des Tartares, des Hottentots, des Créols, des Acadiens, de tous les peuples qui l'ont éloignée, qui l'éloignent encore de leur pays, de leurs habitations. Il n'y a qu'une idée aussi étrange, capable de nous aveugler, de nous empêcher d'être aussi heureux, dans le climat le plus tempéré, le plus salubre de l'univers, qu'on l'a été en Amérique, à l'extrêmité de l'Afrique, au milieu de l'Asie.

Il est tems qu'un préjugé aussi absurde, aussi funeste s'évanouisse, pour faire place à des idées plus simples, plus naturelles & plus consolantes. Il est tems de bannir à jamais de notre langage tous ces termes que l'erreur a consacrés, tels que la *dépuration des humeurs*, les *gourmes*, les *germes*, les petites véroles *naturelles*, *artificielles*, *greffées*, *inoculées*, *innées*, *&c.* tous mots faits pour nous tromper & pour porter à l'esprit, avec une idée fausse de la nature du mal, celle de l'impossibilité de s'en défendre.

Les principales connoissances sur cette maladie, sont encore à acquérir. On est tous les jours frappé de la petite vérole, sans pouvoir l'éviter; on la prend ſans ſavoir comment; elle s'étend, devient épidémique, ravage nos villes, ſans que perſonne ſonge à mettre des bornes à ſon extenſion.

Quelques indifférens que ſoient aujourd'hui les hommes ſur un objet de cette importance; le bien de l'humanité, celui de la nation, le conſeil des gens ſages; tout nous invite encore à mettre ſous les yeux du public de nouvelles obſervations qui, en éclairant cet heureux penchant qui porte l'homme à s'éloigner de tout ce qui peut lui nuire, le déterminent enfin à agir.

Malgré l'évidence, on doit s'attendre à des clameurs;les préjugés ſe ſoulevent contre tout ce qui eſt nouveau, mais l'expérience faite pour tout ſubjuguer, les anéantit à jamais. On a toujours diſputé des choſes même démontrées; tel eſt le ſort de l'humanité.

Lorſque Stahl annonça pour la premiere fois à l'Europe, qu'il faiſoit du ſoufre, comme la nature elle-même, avec l'acide du vitriol, un peu de nitre, un creuſet & du feu, (des charbons), dès lors les doutes & les clameurs s'éleverent contre lui; les uns lui disputoient sa découverte, d'autres en nioient la possibilité; on l'invectivoit même; Stahl s'en plaint, mais il proceda, & la vûe du soufre, qui sortit du creuset, confondit tous ses adversaires (*a*). Que ne fait-on point; on ne craint pas même de devenir coupable envers l'humanité.

L'Histoire nous apprend que des clameurs de ce genre, ont été quelquefois sur le point d'être fatales à tout un peuple. On a vu dans des tems de calamité, après une très-longue & très-savante dissertation, dans laquelle on essayoit de prouver que la peste venoit de l'air & qu'il étoit impossible de s'en défendre, le Magistrat donner un Arrêt qui la faisoit disparoître subitement.

Il en seroit de même de la petite vérole, si on vouloit s'en délivrer. On ne doit pas appréhender que les vrais Médecins, ceux qui sont amis de la vérité, du bien public, & jaloux de leur réputation, s'exposent à la compromettre, en s'opposant à un parti aussi sage, aussi utile que celui que

(*a*) Voyez Observat. Physico-Chymie Med. Stahl, cap. 2. Julius, p. 21.

nous proposons. Ils sont si bien persuadés que cette maladie n'est point naturelle à notre climat, & qu'il est possible de l'en éloigner; qu'ils blâment hautement la négligence des peuples. Je pourrois citer les plus grands hommes du siecle en tout genre; les plus grands Médecins de l'Europe, encore existans en France, en Angleterre; des Inoculateurs mêmes des plus célebres, qui approuvent tous nos moyens; reconnoissent leur utilité, leur nécessité. Nous nous proposons de faire voir la facilité de leur exécution dans notre climat, de rapporter de nouveaux exemples d'une semblable conduite chez des peuples qu'une ignorance profonde sembloit éloigner de tout parti sage & prudent; mais que l'instinct naturel a mieux servi que toutes les connoissances des peuples policés. Trop heureux si nos compatriotes rendent justice à nos intentions, & si les Magistrats, pénétrés d'une vérité si frappante, secondent des efforts qui ne tendent qu'au bien de l'humanité. Avant d'entrer en matiere, il est nécessaire de poser quelques principes sur lesquels roule tout le système de l'extirpation, & qu'il est essentiel de connoître.

PRINCIPE PREMIER.

La Petite-Vérole n'a qu'une cause.

Après bien des recherches toujours infructueuses, sur cette multitude de causes qu'on a assigné à la petite vérole ; on est tout étonné : *que cette maladie, de tout tems étrangere à notre climat, n'en ait qu'une qui la renouvelle sans cesse en Europe. Indépendante des variations de l'atmosphere, ou des prétendues révolutions de la nature ; cette cause agit en tout tems, sous le ciel le plus pur, dans la plus belle saison, est toujours la même, facile à découvrir ; puisqu'il n'y en a pas d'autre que les germes, que la maladie produit à la peau, sous la forme sensible de sérosité ou de pus, & surtout de croûtes plates, furfuracées ou farineuses ; qui, touchées dans leur fraîcheur, ou abandonnées sur le linge, les meubles, les habits, &c. ou bien recueillies par un*

Inoculateur, font renaître la maladie & la perpétuent sans cesse parmi nous.

Le principal caractere d'une vérité est d'être simple; telle est celle qui démontre ce qui reproduit la petite vérole dans nos climats. Il n'est malheureusement que trop vrai qu'on y peut semer à son gré la petite vérole & d'autres maladies pestilentielles. La France a fourni ces exemples. On y a semé la peste & la lepre, on y seme aujourd'hui la petite vérole; d'où on doit conclure: que toutes les fois qu'on a trouvé le secret de semer à son gré une maladie étrangere dans un pays éloigné de sa source, on a trouvé & la véritable cause qui la renouvelle, & les moyens de l'empêcher d'agir. *Causa est id quòd producit, sublatâ causâ tollitur effectus.* C'est un axiome de toute antiquité. On a éloigné la peste, la lepre; on peut en éloigner la petite vérole. Pour la renouveller, un Inoculateur ramasse ses germes; il est aussi aisé de les supprimer que de les recueillir. *Premiere vérité.*

PRINCIPE II.

La Petite Vérole est toujours acquise, toujours l'effet de la contagion.

Dans quelque âge qu'on en ſoit atteint, de quelque maniere qu'on l'ait priſe, ſon exiſtence ſuppoſe toujours une application immédiate du virus ſur le corps humain qui a précédé : ſoit que ce virus y ait été introduit par une ouverture naturelle ou factice, ſoit qu'il ait été reçu ſur la peau de l'homme, dont toute la ſurface ſillonnée, inégale & criblée de pores qui l'humectent, la rend propre à retenir l'impreſſion de tous les vices contagieux, tels que ceux de la galle, de la lepre, du mal vénérien, de la petite vérole, &c.

Peu différents des plantes venimeuſes qu'on touche, les principes de tous ces maux, après s'être fixés à la peau, l'enveniment de même, l'irritent, l'enflamment, cauſent pour l'ordinaire une maladie locale, qui ſe répand bientôt ſur le reſte du corps. C'eſt ainſi que la piquure d'un insecte, & l'insertion de la petite vérole qui lui ressemble, la morsure de la vipere ; un commerce vénérien, impur, &c. après avoir produit leur effet sur une partie, infectent bientôt tout le reste de l'économie animale. Le plus petit atome de leur venin, appliqué sur la peau, suffit pour donner une maladie mortelle. Les différentes manieres d'insérer la petite vérole à la peau, celle qui se borne à une friction seche avec des croûtes, semblable à celle qu'on pratiquoit anciennement dans le Duché de Cleves & le Comté de Meurs, sur la peau des enfans ; le commerce de petite vérole qui se fait encore de la même maniere, parmi ceux de la province de Galles ; enfin une expérience de douze siecles ; tout a démontré que pour prendre la maladie, il suffit que le principe en soit appliqué sur la peau dans des dispositions favorables.

Les effets en sont toujours d'autant plus prompts & plus sensibles que celui qui s'y expose est jeune, a chaud, est en mouvement, a la peau fine & délicate, les pores bien ouverts, est en sueur ou en moiteur, manie tout, porte ſouvent ſes mains au viſage, & ſe trouve au printems & ſur la fin de l'automne.

Ces conditions ſe trouvent preſque toujours réunies chez les enfans ; auſſi eſt-ce parmi eux que cette maladie exerce principalement ſes ravages dans ces deux ſaiſons. Leur mouvement continuel & leurs jeux de mains, les expoſent ſans ceſſe aux dangers de la contagion. La chaleur du printems & l'humidité de l'automne la favoriſent ; la diſpoſition particuliere du ſujet la détermine. En général les germes du printems produiſent la petite vérole d'automne *& vice verſâ.* C'eſt ainſi qu'elle roule alternativement ſur ces deux ſaiſons dans les pays tempérés, & s'y ſoutient toujours quand on ne prend point de précautions. *Seconde vérité.*

Les progrès de la contagion dépendent toujours (les autres circonſtances étant égales) de la maniere de vivre & de ſe communiquer. Plus le commerce des hommes eſt intime, plus la contagion eſt fréquente & rapide. Dans toutes les villes où les occaſions de ſe voir, de ſe fréquenter familierement ſont rares ; la marche de la maladie eſt toujours inégale. Quoique les hommes paroiſſent entaſſés, par exemple, dans Paris, les occaſions de ſe voir, de ſe fréquenter y ſont bien plus rares que dans les provinces ; auſſi la maladie, à proportion du nombre des habitans, y eſt-elle plus rare qu'ailleurs. Elle y marche preſque toujours par ſauts & s'y communique peu de proche en proche. Lorſqu'elle pénétre dans une rue, dans une maiſon ; elle ſe borne ſouvent au ſeul premier malade du quartier. Elle ne ſe répand bien que dans ceux où eſt le petit peuple, qui eſt toujours à la rue ; parmi les écoliers des colleges, dans les communautés & aux environs de Paris, où la communication eſt très-fréquente.

En Province, où chacun communique ſouvent avec ſon voiſin, où les enfans s'attroupent toujours & jouent enſemble dans les rues, les progrès de la maladie y ſont bien plus rapides, ſurtout dans les petites villes & les villages. Lorſqu'elle y paſſe, elle ravage tout. La plupart des habitans de Paris n'ont eu la petite vérole que dans les campagnes où ils ont été nourris. Si on y faisoit encore aujourd'hui un dénombrement de tous les hommes au-dessus de trente ans qui n'ont jamais eu cette maladie, on en trouveroit peut-être un tiers qui est dans ce cas. Que seroit-ce si on y prenoit les moindres précautions par ordre du Magistrat? Il est peut-être plus facile de s'en défendre à Paris que partout ailleurs.

Les progrès de la contagion parmi les hommes, sont encore relatifs au genre de profession qu'ils exercent. Plus les mains en sont garanties par des corps étrangers, moins on y est exposé. En suivant la marche des maladies contagieuses parmi les artisans; on trouve qu'ils y sont d'autant moins sujets, que leurs mains sont plus propres, plus souvent lavées, ou couvertes de matieres capables d'empêcher leur action. En général c'est sous un linge bien blanc, le gant, le charbon, la limaille de fer, la poudre, la terre & la farine, qu'on découvre les plus belles santés.

PRINCIPE III.

La Petite Vérole ravage toujours les villes l'une après l'autre comme une peste, disparoit dans plusieurs, mais reste toujours dans d'autres.

Une attaque générale de petite vérole qui aura précédé dans une ville ; des dispositions dans l'air contraires à celles qui favorisent la contagion ; un tems toujours froid ou sec & très-chaud ; un climat glacial ; une exposition avantageuse d'un lieu éloigné de la source de la maladie, séparé des grandes villes ; une interruption de commerce entre les habitans d'une contrée à l'autre ; un réglement sage au sujet de la contagion, quelques soins de la part des particuliers à prévenir ses effets ; enfin quelques pratique générale, utile, qui s'oppose à sa propagation, sont autant de causes qui concourent à rendre la maladie plus rare dans tous les pays où elle a déja pénétré, & à la faire même disparoître en-

tierement. Lorſque cela arrive, on obſerve alors pendant un tems un vuide de petite vérole, qui n'eſt rempli que par une infection nouvelle & étrangere. La durée plus ou moins longue de cet intervalle, (les autres circonſtances égales, ſe meſure toujours ſur le dégré de négligence ou de prudence de la part des habitans. *Troiſieme vérité.*

Depuis l'Eſclavage des Egyptiens, elle ſubſiſte toujours en Egypte, ſon pays natal. Elle ſe ſoutient toujours de même chez les Arabes, peuple crédule & ſuperſtitieux. Elle eſt très-rare dans la Perſe, où les habitans ſe baignent, ſe parfument toujours, où l'air eſt très ſec : elle y eſt ſi rare, même, que Chardin aſſure dans ſes voyages, qu'on n'y voit jamais regner ni peſte, ni petite vérole. Dans pluſieurs parties de l'Inde, où les Brames Indiens font des ablutions continuelles ſur la peau des enfans avec l'eau du Gange au ſortir de la maladie ; où ils obligent les parens à laver le linge, les meubles des malades dans la même eau ; il n'y a d'autre petite vérole que celle qu'ils donnent. Preſque toute la Tartarie en eſt à l'abri ; l'horreur que les Tartares ont de ce mal les guide & leur ſert de préſervatif. Il n'y a que les Tartares voiſins de la Ruſſie & de la Chine, qui y ſoient exposés ; mais ils l'empêchent toujours de ſe répandre parmi eux. Lorſque les Hottentots étoient libres, ils ſurent s'en préſerver ; pendant pluſieurs générations. Les habitans de l'iſle Timor ont défendu long-tems l'entrée de leur Iſle aux Hollandois, & en ont été préſervés. Les habitans des iſles Bermudes en Amérique, qui ne connoiſſoient point de maladie d'aucune eſpece, avant notre arrivée, ſont encore, pour la plupart, à couvert de ce fléau. Dans les Colonies Angloiſes où l'on a établi des Lazarets, elle n'y devient jamais épidémique, quoiqu'on l'apporte ſouvent d'Europe. Dans la Caroline méridionale, on a été plus de cent ans ſans entendre parler de la petite vérole. La Nouvelle Ecoſſe, où l'on a pris des précautions, en a été à l'abri pendant plus de cinq générations. Depuis qu'elle a pénétré dans le Canada, il y a eu deux intervalles, l'un de 14 ans, l'autre de 43 : des Priſonniers

Anglois l'apporterent encore à Québec en 1759. Depuis 1716 on n'en n'avoit point entendu parler. A Cayenne, on a obſervé des intervalles de plus de quarante ans. En Europe, où l'on n'a jamais pris de précautions, quoique ce ſoit le climat le plus favorable de l'univers pour en prendre ; les plus longs intervalles qu'on y connoiſſe, ont été de trente ans. C'eſt dans la Norvege ſurtout, qu'on voit des exemples frappans de ces longues intermiſſions. Dans la Laponie, il n'en eſt preſque point queſtion. Dans l'Iſlande, où elle a pénétré plutôt qu'on ne l'avoit cru, par le commerce des Danois, on y voit des intervalles de vingt ans : ce que Thomas Bartholin dit à ce ſujet dans une de ſes lettre à Borrichius (*Cent. III, p. 390*) mérite d'être lu. Les habitans du Nord ſont redevables de cet avantage à la rigueur du froid de leur climat.

En France, les intervalles de huit, dix ans mêmes n'y ſont point rares, ſurtout dans les villages un peu iſolés & éloignés des grandes villes. Mais ce qu'on aura peine à croire &

qui eſt bien digne de remarque, c'eſt que dans le cœur de la France & dans la partie méridionale même, on y trouve des villages, des hameaux, de petites villes, qui en ont été à l'abri pendant vingt, trente années conſécutives. Ce phénomene, qui n'eſt pas ſi rare qu'on ſe l'imagine, a été obſervé principalement en Languedoc, & nommément à *Aveſnes les bains*, dioceſe de Beziers, dont le Prieur M. *Cabaſſut*, homme reſpectable & digne de foi, nous écrit dans une lettre en date du 11 Février 1769. « La petite » vérole a reſté les vingt années à ve- » nir dans ma paroiſſe : il y a des ha- » meaux dans le voiſinage, qui ont été » des trente années à en être atteins. » *Signé* CABASSUT, Prieur. Pour donner plus d'authenticité à ſon témoignage, il y joint celui du Chirurgien du lieu, qui met au bas: *Je certifie comme ce deſſus eſt véritable.* Signé BAYLÉ, Chirurgien.

Si on faiſoit des recherches exactes en France, on trouveroit peut-être un ſixieme des hameaux dans le même cas, ſurtout dans les Provinces Septentrionales; mais le préjugé qui nous a toujours aveuglé, s'oppose à toutes les découvertes utiles. Si quelque chose contribue en Languedoc, à rendre cette maladie rare ; c'est un usage assez généralement connu & pratiqué dans plusieurs parties de cette Province ; qui consiste à exposer dans un four où l'on a fait brûler du genievre, du romarin & d'autres plantes aromatiques, les habits de ceux qui en ont été attaqués par hasard les premiers dans une ville. Cette coutume, venue d'Italie, est très-sage ; mais elle est encore insuffisante pour tous les cas. Il seroit à souhaiter néanmoins qu'elle fut plus généralement pratiquée. On l'employe comme un préservatif puissant en Italie, en Languedoc, en Provence, non-seulement dans le cas de petite vérole ; mais dans les maladies mêmes de poitrine, surtout dans la phthisie pulmonaire. On purifie ainsi, avant de s'en servir, tous les meubles, tout le linge de ceux qui sont morts de ces sortes de maux. (*a*)

(*a*) On peut voir les moïens indiqués pour arrêter & empêcher la contagion de la Phthisie pulmonaire, dans une Ordonnance des Magistrats de Florence, rendue en 1754

D'après l'histoire suivie de la petite vérole & les exemples rapportés ci-dessus, on ne peut plus douter qu'il n'y ait une ressemblance parfaite entre ses ravages & ceux de la peste. Les préjugés qu'on a sur la petite vérole, l'ont fixée dans nos climats; des réglemens sages en ont toujours éloigné la peste. Si on l'eut négligée, cette derniere maladie seroit encore parmi nous; elle reste & devient épidémique dans tous les pays où l'on ne prend point de précautions.

On a vu des pestes ravager toutes les villes d'Europe l'une après l'autre, s'y étendre partout, s'y soutenir & n'en disparoître que lorsqu'on a pris contre elles les précautions capables de les éloigner. Celle dont parle Evagre, qui régna dans le sixieme siecle, resta plus de 50 ans en Europe & s'y étendit partout. Mezeray fait mention d'une autre dans le quatorzieme siecle, qui eut le même sort. Il dit, (dans

sur une délibération des Médecins de cette ville. Elle se trouve à la suite du *Discorso nono supra il contagio della tabe pulmonare* del dottore *Antonio Cocchi*, *Medico*. Pars II. Fiorenze 1762.

son

ſon Abrégé chronol. T. II, p. 107), » la peſte qui régna en 1348, ravagea » toute l'Europe. Elle fut univerſelle » dans tout notre hémiſphere, & il n'y » eut ni ville, ni bourgade, ni maiſon, » qui n'en fuſſent frappées. Elle com» mença au Royaume de Cathay en » 1346; d'où elle paſſa en Aſie, en » Grece, de-là en Afrique, puis en Eu» rope, qu'elle ſaccagea toute juſqu'à » l'extrêmité du Nord. Elle s'y ſoutint près de 40 ans, & y fut preſque générale. Des guerres continuelles, des miſeres de toute eſpece, ne donnoient jamais le tems aux peuples de ſe précautionner contre elle. Cet Auteur nous peint ainſi les malheurs de ce tems : » Si quelques-uns (dit-il) ſe » pouvoient garantir de ces miſeres, » ils ne ſçavoient où trouver d'azile » contre la peſte, qui depuis ſept à » huit ans, ſe rengregeant à diverſes » repriſes, frappoit indifféremment » toute ſorte de perſonnes, dans les » villes & dans les champs, il en » mourut cette année (1361) plus de » trente mille perſonnes dans Paris. (Ibid. pag. 132).

L'Europe eſt donc aujourd'hui à

l'égard de la petite vérole, comme elle l'a été plusieurs fois, surtout dans le sixieme & le quatorzieme siecles, à l'égard de la peste. L'une y a été générale, l'autre l'est encore, & la seule différence qu'il y ait entr'elles, c'est que l'une y a été poursuivie, & l'autre négligée. Mais quelque tems qu'il faille à l'Europe pour sortir de son aveuglement sur ce fléau, il restera toujours incontestable qu'il est aussi étranger à notre climat que la peste; qu'il ne peut pas y vieillir, parce que la cause qui le renouvelle n'y vieillit jamais; qu'il est toujours nouveau, toujours renaissant, & que les moyens de sa destruction sont aussi aisés à pratiquer aujourd'hui, plus faciles même que ceux qu'on a employés dans tous les tems avec succès contre la peste.

La petite vérole cesse comme nous avons dit, dans tous les lieux peu considérables; il n'y a que des villes immenses par leur étendue & par le nombre de leurs habitans, comme Paris, Londres &c. où elle n'a point de relâche. Ces villes sont comme une réunion de plusieurs; & la maladie, quoique rare, se soutient presque toujours dans quelque quartier.

PRINCIPE IV.

La Petite Vérole donne toujours le tems de se précautionner contre elle, lorsqu'elle arrive dans un pays.

Lorsqu'après avoir cessé entierement dans une ville, dans une communauté &c. elle y pénetre de nouveau : le premier qui en est atteint, reste seul malade pendant plus de quinze jours, plus de vingt même, pour l'ordinaire. Intervalle considérable qui donne toujours le tems de prendre ses précautions.

Il y a deux exceptions à faire à cette regle ; la premiere a lieu, lorsque plusieurs personnes ont fréquenté en même tems le même corps suspect, qui vient d'introduire la maladie : alors on observe plusieurs petites véroles à la fois dans le même endroit. Le second a lieu lorsqu'on touche le sang, ou quelque hu-

ment sortie du corps du premier malade, dans les premiers jours de sa maladie; ce qui rentre dans la classe des accidens extraordinaires.

Mais dans les cas ordinaires & journaliers, on a toujours quinze jours de tems, au moins, pour se mettre en garde contre la premiere petite vérole qui paroît dans une ville, dans une famille &c. Elle n'en produit presque jamais d'autres avant ce terme, mais toujours après. Quatrieme vérité.

Pour en donner une exemple; à nos observations nous n'en ajouterons qu'une, tirée de la lettre de M. Bernard, Médecin de Paris, adressée à M. Missa, Médecin de la même ville, *sur le traitement d'une petite vérole confluente (Paris 1768)*.

Le 15 Octobre 1768, la fille du sieur Thévenot, Maître Tailleur de Paris, rue S. Sauveur, tombe malade sans aucun soupçon de contagion voisine, & éprouve des symptômes de petite vérole. Le dix-huit, jour de l'éruption, M. Bernard est appellé. Il prescrit pour le traitement la méthode antiphlogistique, & conseille à la malade de respirer le grand air à la fenêtre. La maladie parcourt tous ses périodes avec succès. Les boutons s'applatissent, se dissipent par écailles, leur chute arrive, & en moins de vingt-un jours, la malade est entiérement délivrée de tout. Celle-ci avoit deux jeunes freres. L'un fut attaqué de la même maladie le 8 Novembre, c'est-à-dire vingt-quatre jours après, & l'autre le 15 du même mois, ou trente-un jours après.

Cette exposition fidelle des faits, tirés de la lettre de M. Bernard, renferme trois vérités importantes, déja connues & écrites.

La premiere, que les trois petites véroles en question, n'ont point été communiquées par le moyen de l'air; puisque la premiere est venue sans le moindre indice de prétendu mauvais air, & les deux autres ont été prises, lorsqu'il n'étoit plus question dans la maison, ni de petite vérole, ni de mauvais air.

La seconde, que la premiere maladie a donné plus de quinze jours de tems, pour se précautionner contre elle, & qu'elle ne s'est commniquée qu'après la formation des croutes.

La troisieme enfin, qui est la plus négligée, est; qu'on auroit pu préserver facilement les deux freres de la petite vérole, qu'ils ont prises de leur sœur, sans les éloigner même de la maison, si on eut fait seulement attention, ce que nous avons déja dit dans nos écrits.

Cette marche de la petite vérole, qu'on vient d'exposer, est toujours la même. En général, elle n'acquiert sur un sujet la faculté d'en attaquer d'autres, qu'après avoir exercé toute sa fureur sur celui-ci. L'instant de la maturité, qui annonçe toujours la guérison du malade, annonce en mêmetems de nouveaux dangers pour d'autres. La contagion n'est jamais si à craindre que lorsque la maladie cesse, ou qu'elle a cessé entierement sur un sujet. De-là la nécessité de bien connoître tout ce que peut cette maladie dans un tems, & ce qu'elle ne peut pas dans un autre.

Des soins pris trop tôt, & négligés à la fin de la maladie, ont souvent trompé la prudence de ceux qui cherchoient à s'en garantir : & tel qui fuit un prétendu mauvais air, &

un malade incapable de communiquer sa maladie dans un tems, la reçoit dans un autre, à plus de cinquante lieues sur une lettre, que celui-ci lui écrit, sans précaution, pour lui annoncer qu'il est convalescent. Alors, si ce sont deux freres, le peuple dit : *La petite vérole suit le sang.* Suivons plutôt la marche de la nature, voilà le grand art. A quoi sert de prendre des précautions, lorsqu'il n'y a rien à craindre, & de les négliger lorsqu'il y a tout à redouter.

PRINCIPE V.

IL FAUT PLUSIEURS JOURS A LA PETITE VÉROLE POUR SE DÉCLARER.

C'EST une loi commune à toutes les maladies contagieuses, telles que la rage, la lepre, les maux vénériens, la peste, la galle, la petite vérole &c. de ne donner des signes sensibles de leur présence sur le corps humain, quelque tems après qu'on en a reçu la pemiere impreſſion. Leur virus, pour ſe développer ſur un ſujet qui en eſt ſuſceptible, a beſoin de ſe fixer d'abord à la partie, de prendre, comme on dit, d'être diſſous ou abſorbé, pour être entraîné dans des humeurs, & en infecter la maſſe. Mais cet opération ne ſe fait jamais ſubitement. Il faut toujours à la nature un certain nombre de jours, qui n'eſt pas encore déterminé, pour toutes ces maladies, & qui varie peut-être ſuivant l'âge, le tempérament, le climat & les diſpoſitions actuelles du ſujet.

On ſait qu'il faut environ ſix ſemaines à la rage pour ſe déclarer, ſept ou huit jours à la galle, autant au mal vénérien, & quelque fois plus. Quant à la petite vérole, qui nous intéreſſe particulierement, l'obſervation & des expériences ſans nombre, ont enfin appris que la contagion ou l'inſertion de la maladie produiſant preſque toujours quelque effet ſenſible avant le cinquieme ou ſixieme jour & le huitieme, le plus ſouvent le neuvieme, l'éruption ſe fait. De ſorte que le jour de l'éruption ſenſible, on peut aſſurer preſque affirmative-

ment qu'il y a huit jours pleins, ou 192 heures que le malade s'est exposé à la contagion. Cinquieme vérité : en voici l'application.

La fille du sieur Thévenot, en qui la petite vérole se manifesta le 18 Octobre, s'étoit exposée à la contagion dans la journée du dix du même mois. Celui des freres qui commença à être malade le 8 Novembre, s'y étoit exposé le 3. Il est aisé de voir que depuis le 15 Octobre, époque sensible de la premiere maladie, jusqu'au trois Novembre, il y a eu plus de quinze jours de tems pour se précautionner contre elle. Le second frere qui ne fut sensiblement malade que le 15 Novembre, en avoit reçu la premiere impression le 10. Ce qui forme un intervalle de vingt-six jours. Il est plus que probable que ces trois enfans aient pris leur maladie chez leur pere, en maniant quelque meuble, quelque habit imprégné de germes varioliques, l'un le 10 Octobre, l'autre le 3 Novembre, & l'autre le 10 ; comment les deux freres auroient-ils pu échapper à la contagion, puisque déja le trente-un Octobre, qui étoit le dix-ſeptime jour de la maladie de la ſœur, on lui laiſſa toucher tous les meubles : on eut la foibleſſe même de la laiſſer coudre ce jour-là avec ſes croutes. Ne croît-on pas que les corps que cette fille a maniés en cet état, aient autant de vertu, que les ſoies imbibées dont ſe ſervent les Inoculateurs pour renouveller la maladie, pluſieurs mois après. C'eſt un aveuglement bien étrange de ne voir jamais ce qui ſeul eſt capable de nous nuire.

Il y a apparence que les notions de Moïſe ſur la lepre des Juifs, étoient plus parfaites que les nôtres ſur celle de nos maux contagieux. Le terme de la détention des Lépreux qu'il preſcrit, le tems de la purification qu'il limite ; les précautions qu'il ordonne ; tout fait préſumer qu'il connoiſſoit parfaitement la marche & les révolutions de cette lépre, puiſqu'au moyen d'une purification qui conſiſtoit à bien nétoyer la peau, à déſinfecter les vêtemens, à ſéparer les malades des ſains, & en d'autres cérémonies utiles, il parvenoit à arrêter ſes progrès, & à la rendre très-rare même dans, son pays natal.

Quant à nous, bien loin d'être aussi sages que Moïse, nous sommes en en proie, dans nos clamats froids & tempérés, à tous les maux contagieux & étrangers qui nous afligant; nous sommes livrés sans sans réserve aux préjugés les plus absurdes; aux pratiques les plus capables de nous cacher la lumiere. Il nous faut des siecles pour découvrir une vérité, il en faut un autre pour l'établir. Sans l'Inoculation, on douteroit peut-être encore que le pus, les croutes ou les écailles de cette maladie sont capables de la donner: on en doute encore lorsqu'il n'y a que cela qui la donne. Les yeux se refusent à la lumiere, lorsque l'Inoculation le démontre. Nos connoissances sont si bornées; on est si éloigné de la vérité, que sur cent malades, on n'en trouve pas un seul qui sache de quelle maniere la maladie est parvenue jusqu'à lui. Aussi se précipite-t-on tous les jours à la remontre d'un être inconnu, & l'art de s'y livrer est devenu celui de s'en préserver. Les anciens Législateurs faisoient des loix pour obliger les peuples (toujours foibles) à se garantir de leurs leurs maux : les Poëtes chantoient l'art de s'en défendre. Toute l'antiquité étoit dans l'usage de se baigner, de se purifier, de faire des parfums. Moïse ordonne la purification de la peau ; Mahomet les ablutions ; nos Peres détruisoient la lépre dans un tems de Barbarie. Et nous, peuple si policé, nous ne faisons rien : nous ne savons pas même que le principe de cette maladie est dans nos meubles, dans nos foyers. On trouve parmi nous mille bouches prêtes à chanter l'art de la donner ; on n'en trouve aucune pour chanter celui de s'en défendre. Les plus grands génies mêmes sont esclaves des préjugés.

PRINCIPE VI.

LES GERMES DE LA PETITE VÉROLE SE FIXENT PARTOUT, EXCEPTÉ DANS L'AIR.

IL n'y a peut-être pas un seul exemple de communication de cette maladie par la voie de l'air ; pas même lorſqu'il agit comme cauſe méchanique. La mauvaiſe odeur, qui s'exhale du corps d'un malade, n'eſt point une preuve de contagion, une maladie contagieuſe peut l'être ſans la voie de l'air. Sur cent petites véroles, il n'y en a pas quelque fois douze qui aient une odeur ſenſible. La petite vérole ſe prend ſous le ciel le plus pur ; les enfans la prennent tous les jours à la rue ; un Inoculateur la fait naître en tout tems, ſans que l'air y participe d'aucune maniere. Voilà des faits, le reſte n'eſt que conjecture. Il eſt même douteux qu'un Inoculateur qui ſouffleroit de la poudre de petite vérole au viſage d'un enfant, peut parvenir à la lui communiquer par cette voie. Un contact auſſi léger ne ſuffit pas ; & comme il eſt inconteſtable qu'un atôme de pus variolique, appliqué ſur la peau de l'homme, peut lui donner une maladie mortelle ; ce que l'inoculation a démontré : la nature, pour en être affectée, a exigé des conditions qui ſe trouvent rarement réunies, & qui ſauvent l'humanité. Les principales ſont : 1°.

un attouchement palpable du virus, fixé ſur quelque corps ſolide. 2°. Des diſpoſitions dans le peau, propres à le retenir, comme un état de chaleur, de moiteur ou de ſueur; de la fineſſe dans ſon tiſſu, de la liberté dans ſes pores. 3°. Un âge propre à recevoir ce virus & à le développer. 4°. Des diſpoſitions favorables dans l'air pour le rendre contagieux. 5°. Une diſpoſition particuliere dans les humeurs pour en être ſuſceptible. La difficulté qu'il y a de trouver la réunion de toutes ces conditions dans d'autres tems que dans l'enfance, eſt cauſe que paſſé cet âge, il eſt rare d'en être attaqué. Si la petite vérole entroit malheureuſement dans le corps humain par la voie de la reſpiration; toutes les conditions ſe trouveroient réunies dans les poumons, organe humide & chaud, & la maladie ſeroit toujours mortelle. Le Créateur n'a point permis dans l'atmoſphere une circulation auſſi funeſte & auſſi inévitable. Heureuſement c'eſt un mal contagieux qui ſe prend le plus ſouvent par les mains, & qui ſe borne preſque toujours à la peau.

Si les germes de la petite vérole ne se fixent point dans l'air; en revanche, il n'y a point de corps froid dans la nature, sur lequel ils ne puissent s'attacher; mais ces corps ne sont tous pas également propres à les conserver ou à les transmettre. Voici l'ordre, à peu-près, sous lequel on peut les ranger. Les plus propres à produire cet effet sont :

1°. *La peau d'un Negre, celle d'un Blanc, les Pelleteries de toute espece; la laine, la soie, le coton, le linge, les papiers, les étoffes &c.*

2°. *Le bois, le chanvre, & tous les ouvrages de menuiserie.*

3°. *Les liquides doux & inodores, tels que le lait, l'eau, l'huile, la bierre &c.*

4°. *Les alimens, sur-tout les fruits doux qui se conservent.*

5°. *La surface des minéraux comme celle des pierres, du fer, de la monnoie &c qui retiennent l'impression du virus, mais bien moins de tems que toutes les matieres précédentes.*

Tels sont les corps conservateurs ou inoculateurs naturels de cette maladie; & la seule différence qu'il y ait entre une petite vérole accidentelle & une donnée, c'eſt que la premiere a été priſe ſans qu'on le ſçut, & l'autre avec connoiſſance de cauſe. Toutes les manieres connues de la communiquer, peuvent arriver accidentellement, & tous les accidens, à leur tour, peuvent ſe convertir en manieres d'inoculer. La manœuvre d'un Inoculateur n'eſt qu'une démonſtration ſenſible des accidens qui arrivent journellement à notre inſçu.

On doit ſe rappeller ce qui eſt arrivé en Angleterre à des Chirurgiens imprudens, qui ont donné la petite vérole à des malades, en les ſaignant avec des lancettes qui avoient ſervi pour quelque opération dans la même maladie; tous les événemens de cette nature, rapportés dans l'Hiſtoire de la petite vérole, & qui n'ont dû leur origine qu'à des négligences pareilles, ſur les effets du virus fixé quelque corps ſolides. On y a lu l'aventure de cet aveugle & malheureux pere, qui donna la petite vérole à ſon fils dans de la bierre: celle de ces enfans qui la prirent en mangeant des raiſins qu'un autre avoit porté quelque tems dans sa poche ; & d'autres faits semblables, qu'heureusement on a remarqués, & qui conduisent à la découverte des voies qu'on ne soupçonnoit pas. Les épithétes trompeuses de *naturelles*, *d'artificielles*, *d'inoculées ou greffées*, qu'on a donné indistinctement à toutes les petites véroles accidentelles & provoquées, n'ont servi qu'à mettre de l'obscurité dans nos idées, & à tout confondre. On a cru qu'il y avoit une différence réelle entre la petite vérole qu'on donnoit de plusieurs façons différentes, & celle qui venoit accidentellement, tandis qu'elles étoient prises souvent, l'une & l'autre, de la même maniere. Toute petite vérole est ou forcée ou accidentelle. Elle n'est pas plus naturelle à l'homme que le mal vénérien ; elle n'est pas plutôt greffée que tout autre maladie, dont on inféreroit le principe dans les veines de quelqu'un. C'est alors une maladie donnée ou déterminée. Notre mot *inoculation*, dont on a tant abusé en l'appliquant à toutes les petites véroles données d'une façon ou d'autre, n'est bon qu'à nous induire en erreur, &

à ſervir de monument à nos préjugés.

Tous les corps expoſés à des frottemens continuels, nos vétemens, nos meubles, nos habits, un manchon, uu livre, une ſerviette, les cartes à jouer, les voitures publiques, un cordon de ſonnette, la corde d'un eſcalier, tout s'infecte des germes de la maladie, & mérite notre attention. C'eſt ſur de pareils objets, que ſe porta ſouvent celle des plus grands légiſlateurs. Imitons leur prudence, leur ſimplicité; d'autres idées trop ſublimes, des pratiques trop rafinées ne conduiſent qu'à notre deſtruction. Banniſſons toutes ces ſciences fatales, qui nous rendent toujours malades. Lorſqu'un enfant aura la petite vérole, empêchons-le d'empoiſonner ſes freres, ſes parens, ſes amis, tous les meubles de ſa maiſon. Voilà le grand art, la premiere & la plus utile des connoiſſances, la plus ſage des précautions.

PRINCIPE VII.

LA VERTU DES GERMES FIXÉS SUR DIFFÉRENS CORPS, SE CONSERVE PENDANT PLUSIEURS MOIS.

LE virus de cette maladie conserve la vertu de la renouveller, jusqu'à cent jours, quoiqu'exposé au intempéries de l'air, suivant l'observation des Médecins Chinois : pendant une année, s'il est mis dans du coton, suivant celle des Brames Indiens ; & jusqu'à vingt-six mois, s'il est enfermé dans un vaisseau hermetiquement bouché, suivant celle des Médecins d'Europe : d'où on peut conclure, si cette derniere observation est vraie, *que les bornes de la plus longue durée de leur vertu ne s'étendent gueres au de-là de deux années ; mais que le terme moyen, dans l'état ordinaire des êtres, qui circulent dans le monde, doit être environ de trois à six ou sept mois ; ou d'une annee entiere, en lui donnant le plus grand degré d'extension.*

C'est sur ce principe qu'on peut établir quelques prédictions sur des attaques de petites véroles, particulieres ou générales, prochaines ou éloignées dans une ville. La maladie ne sauroit se reproduire d'elle-même, dans un pays où il n'y a plus de germes.

PRINCIPE VIII.

MATIERES PROPRES A LA DÉSINFECTION DES MEUBLES.

Nous serions bien malheureux, s'il falloit toujours attendre du tems, la dissipation ou l'anéantissement des germes de cette maladie. Ce qu'il y a de consolant, c'est qu'on trouve dans la nature, des êtres capables, non-seulement de purifier subitement la peau d'un malade, mais de désinfecter même tous les meubles tous les corps qui ont reçu l'impression de cette maladie.

Une décoction de genievre ; la gomme adragant dissoute dans le vinaigre ; une dissolution de sel marin, ou l'eau de mer ; un seul de ces remedes suffit pour purifier la peau d'un malade après la chute croutes. Le vin chaud ou l'oxicrat, produisent à-peu-près le même effet ; & une lotion générale quelconque sur la peau, est toujours nécessaire à la fin de la maladie.

L'usage de faire des ablutions à la peau, après la chute des croutes, religieusement observé par les Brames Indiens devient très-salutaire, non-seulement pour le malade, mais pour tous ceux qui le fréquentent. Cette seule pratique simple & sage, quoiqu'elle nous paroisse insuffisante pour arrêter les progrès de la contagion, leur réussit cependant si bien, qu'il y a plusieurs cantons dans l'Inde où l'on n'apperçoit d'autre petite vérole que celle qu'ils donnent ; ils en sont les maîtres, les conservateurs & les distributeurs. Aussi la font-ils acheter à tout un peuple crédule & superstitieux. Ces Brames ressemblent en quelque sorte à ceux qui élevent le ver-à-soie parmi nous. Ils font renaître la maladie quand ils veulent, & ils en conservent la graine.

La désinfection subite des meubles exige une méthode bien différente de celle de la peau. Il faut employer des matieres dont l'application seroit pernicieuse à l'homme. Parmi les secours les plus puissans, celui du feu doit être compté le premier; il purifie tout. Mais comme on ne peut pas tout bruler, on emploie à sa place la lessive bouillante l'arsenic, l'antimoine, le souffre, & sur-tout le cinabre, qui est la plus puissante de toutes ces drogues. C'est avec ces matieres qu'on fait les fumigations les plus fortes & les plus capables de désinfecter, en très-peu de tems, tous les meubles qu'on expose à leur vapeur lorsqu'on les brule. A leur défaut on emploie le tabac, le vinaigre, la poudre à canon, le genievre & les plantes aromatiques. C'est avec de pareils secours, qu'on parvient en tems de peste, & dans tous les cas de maladies pestilentielles, à mettre d'une maniere sure des bornes à la contagion.

Ces principes sur la petite vérole,

établis, & les moyens de sa destruction étant connus : il ne nous reste plus qu'à examiner si on doit, si on peut en faire usage; & quel est le parti le plus sage qu'il y auroit à prendre dans les circonstances présentes. Le premier motif qui doit engager à prendre des précautions, se tire de la connoissance des abus qui se commettent relativement aux effets de la contagion. Il suffit de les connoître pour sentir la nécessité de les corriger : en les corrigeant, on arrive bientôt à l'anéantissement total de la maladie.

Exemples familieres de communication, & abus à corriger.

1°. *Lorsqu'on embrasse quelqu'un qui a des croutes de petite vérole, ou qu'on lui touche la main; c'est un des plus surs moyens de la prendre.*

C'est ainsi que la prit M. le Maréchal de Lafarre, lorsqu'il embrassa feu Mgr. le Dauphin, qui avoit encore ses croutes. C'est de la même maniere que la prise un des fils de M. Randon, Receveur Général des Finances, en embrassant un de ses freres, à qui il restoit encore quelque croutes au visage, à la ſuite de l'inoculation. On a vu mourir à Paris, de la petite vérole, une mere (Madame de Loche) pour avoir baiſé ſeulement à la fin de la maladie, les mains à ſa fille, qu'elle avoit fait inoculer. On a vu nombre de perſonnes ſubir le même ſort dans les mêmes circonſtances : il n'y a rien de ſi ordinaire que cette communication d'un homme à l'autre ; elle a lieu ſur-tout parmi les enfans, lorſqu'ils jouent enſemble dans les rues, lorſqu'ils ſe touchent les mains avec leurs croutes. Un ſeul dans cet état peut donner, dans un jour, la petite vérole à un milier d'autres. On ne devroit jamais permettre une fréquentation auſſi funeſte, & c'eſt une négligence aveugle & barbare de la part des peres & meres, à laquelle il eſt eſſentiel de remédier, ſans quoi toute une ville eſt en danger de périr dans une mauvaiſe ſaiſon. *Premier abus à corriger.*

2°. *La petite vérole ſe communique quelquefois par la voie des lettres comme la peſte.*

Pluſieurs familles ont été dans ce cas ;

cas; c'eſt delà qu'eſt né le préjugé abſurde, que la *petite vérole ſuit le ſang.* On a vu des exemples de cette communication dans l'Hiſtoire de cette maladie. D'où on peut conclure qu'elle circule quelquefois en France par cette voie, & ſurtout à Paris par la petite poſte. Il ſuffit que le cas ſoit arrivé une fois, pour qu'il mérite notre attention. Il y auroit à Paris un moyen bien ſimple de remédier à cet inconvénient, ſoit en marquant la lettre d'un timbre particulier pour avertir celui qui la reçoit, ſoit en la paſſant par une fumée forte, comme on fait à Marſeille ſur toutes celles qui viennent du Levant; ſoit en la trempant dans le vinaigre, ſoit enſin en obligeant le malade d'uſer de précautions. De quelque maniere qu'on faſſe, il faut une police, dans une ville, relativement à cet objet. Il eſt eſſentiel que le Magiſtrat ait connoiſſance d'un malade, pour l'empêcher de peſtiférer lui ſeul, toute une ville, par cette voie ou par d'autres. *Second abus à corriger.*

3°. *La petite vérole ſe communique par la voie du linge, qui a ſervi aux malades, même après plusieurs mois.*

A un nombre infini d'exemples recueillis dans l'Histoire de la petite vérole, nous n'ajouterons que le cas de la fille du premier Valet de Chambre d'un de nos Princes inoculés, S. A. S. Monseigneur le Duc de Chartres. C'est en déployant un linge fin, qu'on avoit oublié depuis quatre ou cinq mois dans un tiroir, & qui avoit servi à panser les plaies d'inoculation, qu'elle reçut la premiere impression de la maladie. M. Tissot, dans son inoculation justifiée, rapporte un cas semblable. Rien de si ordinaire que la communication de la maladie par cette voie, lorsqu'on la néglige. C'est par elle que des nations entieres ont reçu souvent la maladie & la mort des peuples éloignés. Delà la nécessité d'une police à cet égard. Doit-on permettre qu'une garde-malade, ou une blanchisseuse imprudente, soit cause elle seule d'une épidémie de petite vérole dans un pays. *Troisieme abus à corriger.*

4°. *Les croutes, les galles rebelles qui surviennent à la tête, au visage, aux mains &c., à la suite de la petite vérole, donnent la maladie lorsqu'on les touche.*

C'est ainsi que la prise en automne 1768, une Pensionnaire d'un Couvent de Paris, assez obligeante pour peigner une de ses amies qu'on avoit laissé rentrer dans la maison en cet état, après avoir subi l'inoculation. *Quatrieme abus à corriger.*

5°. *Si un enfant, qui a des galles semblables à ses mains, les porte sur quelque étoffe; le virus y reste & communique la maladie.*

C'est en maniant un tablier, sur lequel un enfant de Versailles (la petite Georges) avoit porté ses mains remplies de galles semblables, que la petite Verdanché a pris la maladie au mois de Mai 1769. Comment les autres enfans qui courent dans cette ville, pourroient-ils échapper à la contagion: cette petite Georges court les rues depuis longtems & seme partout la maladie. *Cinquieme abus étrange à corriger.*

Ces galles rebelles, toutes ces croutes qui restent sur la peau, après la petite vérole, ne sont qu'une effet de la négligence des parens, sur la peau ou sur le linge des enfans. Ce sont les véritables semences de la maladie, qui se fixent par-tout, & prennent différentes formes sur la peau de l'homme. Il arrive souvent qu'une petite vérole succede à une autre immédiatement après la premiere, par le seul défaut d'attention sur ces croutes ou sur le linge. Jamais un enfant dont la peau a été bien étuvée, bien nétoyée à la fin de la maladie, qui a été tenu bien propre, n'a eu deux petites véroles l'une à la suite de l'autre. Delà la nécessité de tenir la peau des enfans bien propres.

6°. *L'humeur qui sort d'une plaie, d'une ulcere qui aura resté après l'inocution, donne la petite vérole.*

On en a vu un exemple frappant à Paris, en 1768, dans une Maison Religieuse de femmes, où un Inoculateur avoit laissé rentrer imprudemment une demoiselle en cet état. La personne du couvent qui pansoit tous les jours cet ulcere prit la maladie; la communiqua à d'autres, & la maison en fut bientôt désolée. Comment nommer ces imprudences, de pareils abus? Devroit-on jamais permettre d'inoculer sans précaution? n'est-ce pas assez d'un surplus de maux, sans les multiplier à l'infini. *Sixieme abus barbare à corriger.*

Si l'on ajoute à ces exemples, le cas d'un Médecin de Paris (M. Andry) qui a été attaqué & marqué deux fois de la petite vérole, pour s'être laissé toucher à une égratignure fraiche, par une main couverte de croutes, & tous les faits recueillis dans l'Histoire de cette maladie; on aura à peu près toutes les causes qui produisent les épidémies, & toutes les manieres possibles de contracter ce mal, mais qui sont presque toutes autant d'abus à corriger. En remédiant aux abus, on arrive bientôt à la destruction de la maladie. Si la petite vérole n'étoit pas contagieuse, il seroit absurde de proposer de s'en délivrer; mais l'expérience, la raison & l'observation ayant enfin démontré qu'elle est toujours prise par quelque accident contagieux, ou par des moyens déterminés que l'inoculation pratique; il est évident que le seul parti qu'il y ait à prendre pour s'en délivrer, est celui qui tend à rendre toutes les occasions de contagion plus rares. Tout l'art d'en préserver les hommes, ne consiste donc qu'à réduire au plus petit espace possible, tous les instrumens de la contagion. La méthode qui se borneroit à séparer le malade des sains, & qui perdroit de vue tout ce qu'il touche, ne rempliroit pas tous les points ; elle seroit parfaite, si on lui joignoit la désinfection des meubles. Mais comme elle paroît impraticable ; la plus commode pour le public, est celle qui, au milieu d'une ville, au sein d'une famille, sans déplacer personne, en mettant à l'abri du danger, tout ce qui environne le malade, mettra fin en même tems à la maladie. C'est celle que nous avons essayé de perfectionner, en la rendant plus simple : & c'est à la sollicitation de quelques personnes en place, à qui l'existence des citoyens, celle de plusieurs têtes précieuses à l'état, sont cheres, que nous en donnons un précis au public.

Moyens de se préserver de la petite vérole.

Il faut d'abord un réglement général, servant de police particuliere à chaque ville, qui porte :

Que tout particulier ayant connoissance d'une petite vérole ou en éruption, ou en supuration, en donne avis en vingt-quatre heures, pour tout délai, au Commissaire du quartier, ou aux Magistrats, &c. ou bien au Curé de sa Paroisse, sous peine de punition corporelle ou d'amande pécuniaire.

Cette connoissance acquise, on enverra sur le champ, à ceux qui soignent le malade, le réglement imprimé qu'on affichera sur la porte de sa chambre, qui enjoint :

De faire une recherche exacte du corps suspect, qui a pu produire la maladie, & que le malade doit avoir fréquenté 4 *ou* 5 *cinq jours environ, avant d'en éprouver les premiers symptômes. Qu'on le découvre ounon, on en donnera toujours avis à celui qui a envoyé le réglement.*

Cette obligation où l'on met le malade, ou ceux qui le soignent, de faire cette recherche utile, rendra le peuple plus attentif, plus instruit : on découvrira toujours les foyers de la maladie, ce qui sera déja un bien inestimable pour l'humanité. Quand on ne feroit qu'éclairer le peuple ſur ce point, c'eſt toujours un très-grand ſervice à lui rendre.

On marquera, ſi l'on veut, la maiſon d'une croix blanche, comme on fait en tems de peſte, ou d'une autre marque quelconque un peu frappante.

On ne laiſſera entrer dans la chambre du malade que ceux qu'un beſoin indiſpenſable appelle à ſon ſecours; on doit ſurtout en éloigner les enfans.

Du moment que la ſupuration commence, qui doit-être le ſeptieme ou huitieme jour de la maladie déclarée; on devient plus attentif que jamais aux effets de la contagion.

Alors on écartera de la chambre tous les meubles inutiles, les animaux domeſtiques, ſur-tout les quadrupedes. On ne laiſſera entrer perſonne en robe traînante. On recommandera à ceux qui viſitent le malade de ne pas trop s'approcher du lit, & d'éviter le frottement des robes & des habits.

On ne donnera au malade que des vêtemens d'une nature à être trempés, ſans inconvénient, dans la leſſive ou l'eau bouillante. On écartera de ſes mains tout ce qui eſt ſuſceptible d'infection; on trempera dans l'eau ou la lessive bouillante tous les vases dans lesquels il prend sa nourriture, immédiatement après qu'il s'en est servi. On tiendra toujours, au besoin, dans la chambre, un plat rempli de vinaigre ou d'oxicrat, pour laver les mains de tous ceux qui touchent ou qui visitent le malade.

Si l'on appréhende les effets d'un mauvais air, on peut faire bouillir du vinaigre au milieu de l'appartement, ou bien y bruler des plantes aromatiques, sur tout le genievre. Cette pratique est conforme d'ailleurs aux idées du peuple, & ne peut être qu'avantageuse.

Il n'y a point d'inconvénient d'ouvrir les fenêtres, de faire respirer le grand air au malade, lorsqu'il ne gêle pas, ou que le tems le permet; des expériences & des observations sans nombre, faites en Angleterre, sur tout dans une ville qui fut brulée, il y a quelques années; (ce qui obligea tous les particuliers d'exposer les malades au grand air) ont enfin appris que lorsque le malade est bien couvert, & qu'il ne gêle pas, on peut lui laisser respirer le grand air. Dans une maladie qui doit se porter à la peau, un air frais qui rafraîchit l'intérieur de la poitrine, ne peut-être qu'avantageux. Mais il y auroit un danger éminent de le laisser à découvert. On doit toujours se rappeller ce qui est arrivé aux Groenlandois, aux Américains, & ce qui arrive tous les jours aux Russes.

La garde-malade, ou celle qui le soigne, sera revêtue d'un tablier de toile, avec une piece sur la poitrine, si elle le peut, & *observera une extrême propreté dans tous ses soins. Elle ne sortira jamais à la rue avec son tablier.*

Tout le linge du malade sera trempé, immédiatement apres qu'il l'aura quitté, dans l'eau ou la lessive bouillante.

C'est sur-tout lorsque les croutes se forment & que leur chute arrive, que rien ne doit échapper à l'attention de ceux qui veillent à ces soins. Toutes les croutes qu'on oublie sont autant de semences, autant de grains de peste qui doivent renouveller la maladie dans la même saison ou dans une autre.

Si le malade, dans cet état, est obligé de lire, d'écrire, de toucher quelque étoffe; il faut qu'il se serve de gants bien propres; qu'il purifie tout ce qu'il touche avec le vinaigre, ou avec une fumigation un peu forte. Si c'eſt une lettre, il mettra pour plus grande ſûreté à côté de la ſuſcription, une marque particuliere de convention, comme ces quatre lettres, SUSP. *s'il lit, il faut néceſſairement qu'il porte des gants, ou parfumés ou paſſés par le vinaigre.*

On brûlera tous les chiffons, tout le linge de peu de valeur qui aura ſervi au malade depuis la ſupuration, juſqu'à la chute entiere des croutes. On recueillera toutes ces croutes avec ſoin, non pour les conſerver, mais pour les bruler.

Je voudrois qu'il y eut une récompenſe pour toutes les gardes-malades qui pourroient recueillir autant de croutes qu'il y a eu de boutons dans une petite vérole diſcrete. Ce ſeroit le meilleur certificat qu'elles puſſent donner de leurs ſoins, & peut être un des moyens les plus ſûrs de ſe délivrer promptement de ce fléau. Ces croutes ſeroient toujours repréſentées à la fin de la maladie, & brulées en préſence de quelqu'un qu'on auroit choiſi pour vérifier le fait. Une méthode diamétralement oppoſée aux fins de l'inoculation, mais qui ſe ſerviroit des mêmes moyens, en est une immanquable pour arriver au but.

Le malade étant arrivé à la chute des croutes, ne pourra sortir de sa chambre, sans avoir produit au Magistrat un certificat, signé de deux témoins, dont l'un sera une personne de l'art, & l'autre un particulier quelconque, qui certifieront 1°. *Que la peau du malade a été bien lavée, bien purifiée après la chute des croutes, & qu'il n'a sur lui aucune croute, aucune galle, aucun ulcere qui puisse faire appréhender ses approches.* 2°. *Qu'ils ont une connoissance certaine que tout le linge qui lui a servi dans sa maladie a été trempé dans l'eau ou la lessive bouillante, avant d'être livré à la blanchisseuse.* 3°. *Qu'il ne porte sur lui aucun vêtement qui lui ait servi depuis la suppuration jusqu'à la chute des croutes, ou que ce vêtement a été bien lavé, bien désinfecté.* 4°. (*dans les cas de suppuration abondante*) *qu'ils ont vû laver, avec de la lessive bouillante, le bois du lit, le parquet, les toiles des matelats, tout ce qui a été exposé à l'infection du pus, ou à des frottemens continuels.* 5°. *Que dans ce dernier cas tout l'appartement;* (*les meubles éparpillés, les armoires, commodes ouvertes, les fenêtres fermées) a été désinfecté avec une* (a) *fumigation qui a duré six heures au moins, & qu'on a employé pour la faire, le souffre, le cinabre, l'antimoine, ou une seule de ces drogues, à la dose de demi livre au moins, pour un appartement d'environ vingt pieds en carré.* 6°. *Qu'après la désinfection, tous les meubles ont été exposés au grant air, battus, brossés, la plupart avec des brosses trempées dans le vinaigre, & tout l'appartement bien nétoyé.*

De ces précautions généralement observées, & la fois, dans toute l'éten-

(a) Pour faire ces sortes de fumigations : après avoir éparpillé tous les meubles dans l'appartement, sur des chaises, des perches, des cordes ; & bouché toutes les ouvertures, jusqu'au tuyau de la cheminée ; on jette ces drogues, à la dose d'environ demi livre de chacune, réduites en poudre, sur un réchaut rempli de charbons ardens, placé au milieu de la chambre, dont tout le monde se retire en fermant les portes. Six heures après au moins, on ouvre les portes, on bat les meubles au grand air, on les brosse, on les secoue, & on les arrose avec un peu de vinaigre.

due du Royaume, il en résultera un bien inexprimable : cela se démontre. Car chaque ville, chaque particulier agissant en même tems de son côté, la contagion de chaque individu malade ne pouvant s'étendre, il est évident qu'il y aura tout à coup une diminution sensible & générale de petite vérole dans tout le Royaume. Telle qui en auroit pu produire cent autres, n'en produira point. Si à ce printems on en observe vingt mille, & qu'on se précautionne, on n'en observera pas peut être deux cens en automne. Mais en supposant que la diminution ne soit que dans le rapport de mille à cent, d'une saison à l'autre, ou de cent à dix, le nombre sera bientot réduit de dix à zéro.

Objections & Réponses.

Quelqu'un objectera peut-être qu'il sera difficile de faire observer rigoureusement ces précautions à tout le monde. Je le veux ; quand on n'en prendroit que la quatrieme partie ;

quand on ne feroit que corriger les principaux abus, il en résultera toujours un grand bien pour l'humanité. On rendra toujours la maladie plus rare, enfin on la réduira à rien. Le peuple éclairé s'accoutumera à ces précautions, & au lieu de lui faire toujours peur de la petite vérole, & de l'étourdir sans cesse de cette maladie; on ne l'entretiendra plus que des moyens heureux de la faire cesser. On a prévu & l'objection & la difficulté, lorsqu'on a demandé trois années pour l'extirper entierement en France; car une année de précautions, rigoureusement observées par-tout, est plus que suffisante pour en délivrer tout un pays.

Le second argument qu'on fait contre l'extirpation, consiste à dire : *qu'en nous délivrant de la petite vérole, nous serons sans cesse exposés à la contagion étrangere.* Soit : nous sommes tous les jours exposés à la contagion de la peste; elle menace tous les jours nos ports de mer; elle a été générale en Europe comme la petite vérole; elle est toujours sur les côtes d'Afrique, à Constantinople; mais parce qu'elle regne sans cesse autour de nous, &

qu'elle nous menace, faut-il conclure qu'il ne faut pas s'en défendre dans nos villes, lorsqu'elle les ravage. N'est-ce pas gagner beaucoup que de mettre en moins de trois années, sans frais, sans appareil, sans embarras même; sans déranger le commerce, avec un réglement seul, plus d'un milier de villes, plus de douze mille villages, autant de hameaux répandus dans une circonférence de plus de cinq cens lieues, tous les habitans, toutes les campagnes à l'abri de ce fléau. Il n'y a point d'argument à faire contre un bien de cette évidence. Il n'a lieu même qu'en supposant que les nations voisines n'imitent jamais notre exemple; ce qui n'est point vraisemblable, puisque déja Vienne & Bruxelles, ont imité Paris dans la défense qu'on a fait d'inoculer dans l'enceinte de ces villes. Des précautions aussi sages, aussi utiles que celles que nous proposons, peuvent-elles manquer de protecteurs & d'imitateurs dans tous les pays du monde? Mais en supposant que nous soyons toujours le seul peuple sage de l'Europe dans cette conduite, & que la petite vérole rentre chez nous, le préservatif sera toujours prêt. Les réglemens existeront toujours, ils ne seront faits que pour cet objet. On sonnera alors le tocsin à la premiere nouvelle, comme on fait lorsque la peste arrive. Tout le monde se ligue contre l'ennemi commun. On garde à vue le premier malade. En attendant, tout le reste du royaume est préservé, tous les citoyens sont tranquilles. On n'oublie jamais des moyens qu'on a déja employés avant tant de succès. Cela fait époque; la lumiere se communique & l'exemple entraîne toutes les nations.

Quand toute l'Europe, quand tout l'univers seroit pestiféré de petite vérole; quand cette maladie seroit même naturelle à notre climat, ce qui n'est point; rien ne devroit empêcher un gouvernement, une ville, un particulier de se précautionner contre elle, dès le moment qu'il est démontré qu'elle est contagieuse. Toute doctrine contraire à ce principe, qui le condamne, est fausse, trompeuse, opposée à la nature, à la raison, perpétue nos maux & nos douleurs. Il n'y a qu'une négligence aveugle, constante & barbare, qui puiſſe retenir dans nos villes un fléau étranger qui diſparoît, qui s'échappe, qui s'en va quelque fois de lui-même.

Ceux, qui bien loin d'encourager les hommes à une conduite ſi ſage, ne cherchent qu'à les en détourner, continuent le même argument, & diſent : *ne faudra-t-il pas interrompre quelque branche du commerce ; les hommes à l'abri même de la petite vérole ſeront-ils tranquilles ? ne ſeront-ils pas dans des craintes continuelles ſur la contagion des voiſins ?* Ces allarmes, ces prétendues craintes qu'on ſuppoſe de la contagion étrangere, ſont chymériques ; elles s'évanouiſſent toujours avec la maladie qui en eſt l'objet. On n'a jamais peur d'un mal éloigné, ſur-tout lorſqu'on ſait qu'il y a un moyen certain d'en arrêter ſon cours. Quand une fois on ſera délivré de la petite vérole, perſonne n'en aura peur. La vigilance du Magiſtrat raſſure le Citoyen ; & d'ailleurs les enfans qui ſont les plus expoſés à la contagion, n'ont point peur. Toutes les marchandiſes étrangeres, toutes les denrées ne ſont point infectées des levains de cette maladie; & quand même elles le feroient, ce qui eft hors de toute vraifemblance, tous ceux qui les manieroient, n'en feroient point attaqués. Il faudroit fuppofer que toutes les circonftances fuffent alors réunies, & que les enfans fiffent le commerce. Ce n'eft point la voie des effets qui circulent par le commerce, qui rend la maladie fi fréquente parmi nous. C'eft notre négligence feule qui nous tue, c'eft-elle qui la répand dans nos villes, qui nous fait précipiter au-devant d'elle lorfqu'elle eft trop tardive. Voilà la véritable caufe du regne conftant de cette maladie parmi nous. Il eft même étonnant que dans un aveuglement auffi étrange en Europe, tous les hommes n'en foient pas attaqués plufieurs fois en la vie. Le confervateur du genre humain, qui l'a fans doute prévu, n'a pas permis, ni qu'elle circulât dans l'air, ni que l'homme en général en fut attaqué plufieurs fois en la vie, ni qu'il l'éprouva même une feule, toutes les fois qu'il feroit expofé à la contagion. Sans ces freins, elle feule étoit capable de détruire en très-peu de tems toute la race humaine.

C'eſt peut-être trop dire, ſi ſur dix-huit millions d'hommes, il y en a deux cens en tout, dans une année, attaqués de la petite vérole par le commerce étranger ; il n'y aura donc alors que deux cens petites véroles à éloigner par année dans tout le Royaume. Les réglemens exiſtans, on étouffera toujours, dans ſa naiſſance, la premiere étincelle du feu. Voilà à peu-près tout le mal qui peut réſulter de la contagion voiſine, dans le cas même de négligence conſtante & ſoutenue de la part de nos voiſins.

De tout ce qui circule dans le monde, s'il y a quelque choſe capable de juſtifier nos craintes, ce ſont les lettres écrites par des malades qui ont encore leurs croutes, à de jeunes perſonnes, au printems & ſur la fin de l'automne ; mais la difficulté de trouver la réunion de ces circonſtances & celles des conditions néceſſaires à la formation de la maladie, doit en quelque ſorte raſſurer ſur cette voie. Elle mérite néanmoins quelque attention plutôt que toute autre. Quand on eſt aſſuré de ne prendre que des précautions néceſſaires, alors les ſoins coutent bien peu.

Qu'on avertiſſe le peuple, qu'on l'éclaire; le grand point eſt de répandre la lumiere. La néceſſité toujours féconde en reſſources, fait aiſément découvrir les moyens de notre conſervation. Le Conſeil de ſanté de Marſeille a le ſecret de déſinfecter toutes les lettres ſuſpectes qui viennent du Levant. Le particulier qui en reçoit une, lorſqu'il eſt averti, met des gants avant de la lire, ſe lave les mains après l'avoir lue; évite de les porter au viſage; ou bien trempe ſa lettre dans le vinaigre après l'avoir lue. C'eſt pour lui donner cette facilité, cette connoiſſance, que nous avions indiqué dans l'hiſtoire de la petite vérole, l'expédient d'une marque quelconque à côté de la ſuſcription des lettres qui viennent des païs ſuſpects. Mais on ſe refuſe à tout; on ne fait rien. Doit-on ſe plaindre alors que la maladie ſoit ſi fréquente? Quelques minutieux que paroiſſent ces ſoins, il faut y ramener les hommes. C'eſt le ſeul moyen de les rapprocher d'une vérité dont ils étoient ſi éloignés. Puiſque rien de tout ce qu'on a fait juſqu'ici, n'a pu nous couduire à deſtruction de la petite vérole ; il faut bien croire qu'on n'a pas encore pris la véritable route pour y parvenir.

Ceux qui veulent que nous ſoyons toujours victimes de cette maladie, font un autre argument. Ils diſent : *Le peuple qui n'eſt point accoutumé à prendre des précautions, en ſera plus effrayé que de la maladie elle-même.* Cela n'eſt pas poſſible. Un Réglement de Police n'eſt point capable d'allarmer le peuple : au contraire, c'eſt le raſſurer, le conſoler, lui faire entrevoir la deſtruction prochaine de cette maladie ; lui donner la preuve la plus convaincante que le Gouvernement s'occupe du ſoin de le préſerver de ſes maux. Il doit alors bénir la main de celui qui lui rend un ſervice ſi rare. S'il falloit des ſoldats pour garder des barrieres comme en tems de peſte ; un appareil effrayant de précautions, une interruption de commerce, un changement quelconque dans l'état ; il pourroit être effrayé. Mais la nation peut être délivrée de la petite vérole, ſans s'en appercevoir. Il ſuffit de remédier aux principaux abus, & d'interrrompre le commerce de quelques enfans malades pendant quelques jours. Mais s'il falloit user de voies de rigueur (ce qui n'est pas nécessaire) il est des circonstances où le Magistrat ne doit point s'arrêter aux clameurs de quelques esprits foibles, toujours effrayés, capables de faire manquer les entreprises les plus utiles. Alors on force le citoyen d'être sage ; on le délivre malgré lui de ses maux ; on frappe quelques coups vigoureux, & tout le monde se range à son devoir. Dans un tems de calamité on fait comme on peut. Lorsqu'il s'agit de conserver tout un peuple, tout une ville, il n'y a point de considération particuliere qui doive arrêter le Magistrat ; mais on ne sera jamais obligé d'en venir à des voies de rigueur.

Le quatrieme argument qu'on fait contre l'extirpation, est de lui opposer la pratique de l'Inoculation. On dit : » Nous avons une méthode connue qui semble préserver ; l'autre » est incertaine ». Pour éviter le reproche qu'on nous a fait d'écrire contre l'Inoculation, nous ne rappellerons point ici ce que rapporte Ramazini contre cette méthode, ni ce qui peut être arrivé de malheureux à Amsterdam, à la Haye, à Nanci, à Arles, &c. Tous ces faits particuliers ne sont bons qu'à entretenir les disputes. Il s'agit ici du bien général. Nous respectons trop la protection ouverte que les puissances de l'Europe ont accordée à cette méthode, pour oser nous elever contre elle. Mais on ne peut se dispenser de dire, que le plus grand tort qu'ait l'Inoculation, c'est de cacher la lumiere, de fortifier nos erreurs, de multiplier nos maux, & de ne laisser jamais entrevoir à l'humanité que la perspective d'une désolation éternelle. S'il faut, ou inoculer, ou extirper? il est bien plus aisé de préserver tous les hommes à la fois, que de les inoculer tous, l'un après l'autre. La premiere pratique désole l'humanité, l'autre la console. On se lassera enfin de l'Inoculation, jamais de l'extirpation.

Les Anglois partant d'un principe faux, comme tous les autres peuples, se sont trompés dans leur systême d'Inoculation. Ils se flatent qu'à force d'inoculer tous les sujets, ils viendront à bout, & d'affoiblir la maladie, & de l'anéantir enfin dans leur Isle. Voilà ce qu'ils qu'ils attendent depuis plus de quarante-six ans. Sans faire passer tous les François par cette épreuve, on peut les préserver tous en moins de trois ans. Quelque degré de perfection que les Anglois donnent à leur méthode, ils ne viendront jamais à bout de cette maladie, suivant leur systême, qu'après avoir forcé tous les hommes à l'inoculation, & détruit tous les germes de la petite vérole. Ce systême demande des siecles, des violences, des épreuves cruelles, & le sacrifice de tout ce qu'il y a de plus sacré chez nous, pour parvenir à un but très-éloigné. Le nôtre le rapproche, le démontre, le met presque sous nos yeux, n'exige aucun sacrifice, aucune violence. Mais ce qu'il y a de plus étrange & de plus difficile à concevoir daus la conduite des Anglois, & de tous les peuples inoculateurs; c'est qu'après avoir essuyé tous les dégouts, toutes les disgraces, inséparables de l'inoculation : après avoir vaincu tous les obstacles qui s'opposeront toujours à son établissement; ils seront enfin forcés d'en venir à notre systême, *tanquam ad sacram anchoram* ; de renoncer tout à coup à l'inoculation, & de faire des réglemens ſages, ſoit pour éviter la contagion étrangere, ſoit pour ſauver tous les nouveaux nés. Ainſi ſous quelque point de vue qu'on conſidere les moyens phyſiques ou politiques d'éloigner ou d'adoucir ce fléau deſtructeur ; on voit que le parti le plus ſimple, le plus prudent, le plus ſage, le dernier point de perfection de toutes les méthodes, eſt l'extirpation, ou des réglemens qui y conduiſent. L'Inoculation n'étoit une triſte reſſource, que pour des tems où le préjugé nous faiſoit regarder cette maladie comme un fléau inévitable. Mais aujourd'hui que la vérité eſt connue, les preſtiges évanouis ; on ne peut plus ſe refuſer à l'évidence ; on doit à l'homme des ſecours de quelque nature qu'ils ſoient. Un ſeul motif de cette obligation, un ſeul exemple va nous faire rougir.

Premier motif qui doit décider la nation à une pareille conduite.

On établit parmi nous à grand frais des écoles vétérinaires, pour les maladies des bêtes. On protége, on encourage les sociétés d'agriculture qui embrassent le même objet; on parvient à arrêter les contagions parmi les bestiaux, on en guérit plusieurs, on en préserve les autres. Ces Sociétés proposent des questions utiles, relatives au même objet. L'art de préserver aujourd'hui les bêtes est poussé au dernier point de perfection : c'est bien fait : mais l'homme devroit-il être oublié ? Il s'oublie néanmoins, & tandis qu'il parvient à arrêter, parmi les animaux, les progrès des maladies contagieuses, dont il ignore souvent l'origine ; il est frappé lui-même d'un mal étranger dont il connoît la source, & qu'il est mille fois plus aisé de détruire que toutes celles des bêtes dont il s'occupe. Il seroit bien malheureux pour nous, si on ne trouvoit pas un ſeul homme en France, capable de ſentir cette vérité, de tendre une main ſecourable à la triſte humanité, qui gémit. Il en eſt un parmi nous, que ſon rang, ſes lumieres, ſon amour pour la nation, & ſurtout ſon attachement à la Famille Royale, rendent cher & recommandable à tous les François : j'oſe le prier, au nom de la nation, de lui donner encore une preuve de ſon zele, & à l'Europe entiere, l'exemple de l'entrepriſe la plus belle, la plus utile &, j'oſe dire, la plus digne de ſes regards. Qu'attendons-nous pour nous délivrer de cette maladie ? Eſt-ce la réunion de tous les peuples de l'Europe ? Si la petite-vérole exiſte dans mes foyers, ai-je beſoin d'aller conſulter les habitans de la Norvege ou de la Laponie, pour apprendre à m'en préſerver ; il me ſuffit de connoître mon ennemi & d'avoir des armes pour le combattre : les Tartares ſont-ils venus nous demander conſeil pour s'en défendre ?

Il n'y a point de circonſtances, point de cas dont on ne puiſſe tirer des preuves en faveur de l'extirpation. L'Inoculation même en fournit ; on ne ſauroit inoculer dans un pays ſans danger, ſans prendre les précautions les plus ſtrictes. Lorſqu'on les néglige le peuple ſe ſouleve, c'eſt ce qu'on a vu arriver pluſieurs fois en Angleterre, ſur-tout en 1768, à Hyarlay, dans le Duché de Northampton, où l'on avoit conſtruit un Hôpital d'inoculation, que le peuple a détruit avec fureur. L'expérience a ſi ſouvent appris à l'homme que cette maladie eſt contagieuſe, ſous quelque forme qu'elle ſoit, que la force de cette conviction lui fait braver tous les dangers, lorſqu'on veut la faire naître autour de lui. Alors s'allarme, il s'attroupe, il s'arme même pour l'empêcher. Ce cas eſt encore arrivé à Norfolk, dans la Virginie, où l'Inoculateur Campwel vouloit introduire ſa méthode; le peuple furieux y a pris les armes, & a obligé tous les inoculés de ſe tranſporter de nuit à travers les champs, dans un Lazaret deſtiné à recevoir ces ſortes de malades. Aux environs de Paris, près la barriere du Temple, le peuple plus doux, s'eſt contenté de former des plaintes aux Magiſtrats, pour réprimer les abus d'une méthode qui avoit fait naître dans ce quartier plusieurs maladies contagieuses. On doit s'attendre tous les jours à de semblables plaintes. Rien n'est plus fondé que ces allarmes.

Jamais on ne parviendra à persuader au peuple qu'il est bon de se donner un mal qu'il n'a pas, & qu'il n'auroit peut être jamais. S'il s'irrite contre une méthode, qui le rend malade, que toutes les raisons morales condamnent : ne croit-on pas qu'il adopte avec transport celle que la nature lui dicte, qui le conserve. Jamais l'antiquité n'a connu de maxime plus sage que celle qui disoit : *Tempore pestis fuge, citò, procùl, tarde revertaris.* Elle devroit être la devise de tout le genre humain. Elle est fondée sur ce principe intérieur, qui crie toujours à l'homme, *fuis le mal*; il n'y a rien de plus sacré que cette voix ; c'est en vain qu'on voudroit l'étouffer.

On ne peut donc jamais inoculer dans un pays, sans allarmer le peuple, ou sans prendre les plus grandes précautions : c'est le seul moyen de contrebalancer les inconvéniens d'un surplus de maux qu'on fait naître : aussi rien de plus ſage que cet arrêt du Parlement de Paris, qui ſuſpend la pratique de cette opération, dans l'enceinte de cette ville; juſqu'à ce que la Faculté de Médecine ait décidé, par un décret, s'il faut *l'admettre*, la *proſcrire* ou *la tolérer*. Les Anglois eux-mêmes, devenus plus ſages par expérience, ont été forcés de renoncer enfin à leur ancien hôpital d'inoculation de Londres, & d'en faire conſtruire un nouveau hors de l'enceinte de cette ville pour inoculer. Vienne, Bruxelles ont imités le Parlement de Paris dans leurs défenſes. Partout où l'on voudra introduire l'inoculation, on reconnoîtra la ſageſſe d'un pareil réglement.

Mais ces mêmes précautions, qu'on eſt forcé de prendre, ne dépoſent-elles pas en faveur de l'extirpation? n'en ſont-elles pas un commencement? Le correctif de l'inoculation ne peut-il pas ſe convertir en reſſource utile pour toutes les villes? ne peut on pas l'étendre, le perfectionner, l'appliquer à tous les lieux, & interrompre par le même moyen la circulation de tous êtres inoculateurs, naturels ou factices. C'est alors qu'on pourroit se flatter de suivre une conduite prudente & raisonnable ; & bien loin d'avilir la condition humaine, au point de lui faire desirer celle des bêtes, ou celle des Négres, qu'on traite comme elles, pour être mise à couvert de ses maux ; on lui donneroit du moins cette consolation. En attendant ces jours de perfection où l'on verra naître, à côté d'une école vétérinaire, pour les bêtes, une école de santé pour les hommes. C'est alors qu'on proposera des questions vraiment utiles, & dignes des beaux siecles. Par exemple: *qu'elle est l'origine de la suette, qui regne à Abbeville, & quels seroient les moyens les plus sûrs de la faire cesser entierement? Qu'elle est l'origine de la fievre rouge? depuis quel tems regne-t-elle en Europe? & quels seroient les moyens de sa destruction? Qu'elle est l'origine de la rougeole? du mal vénérien? &c. & comment arriver à leur anéantissement?* C'est une pareille Académie, qui seroit digne des bienfaits des Rois, de l'attention de tous les peuples policés.

Qu'on compare des écoles vétérinaires à un seul Conseil de santé, à cette nouvelle société d'hommes éclairés, en Hollande, qui ressuscite pour ainsi dire ceux dont la vie paroissoit éteinte dans les eaux. Qu'elle différence dans l'objet.

Voilà des établissemens dignes du siecle, d'une nation qui sait se défendre, s'enrichir & se conserver.

Second motif qui doit décider la nation à se préserver de cette maladie. Il se tire de l'exemple de différens peuples, & de notre conduite à l'égard des Négres en Amérique.

Qu'on ouvre le Code noir, qui renferme des monumens de notre sagesse, on y verra deux Ordonnances du Roi ; l'une de 1718, l'autre de 1724, dont l'objet est de préserver les Négres en Amérique, de deux principales maladies, du Pian & de la petite vérole.

Malgré les préjugés des blancs sur la petite vérole, & la négligence qu'on apporte souvent dans la visite des Négres ; malgré la difficulté qu'il y a de bien nétoyer leur peau ; d'empêcher le commerce de ceux qu'on y fait en fraude, & d arrêter les progrès d'une maladie de cette nature, dans un climat si chaud ; on parvient encore, malgré tous ces obstacles, à les garantir de la contagion, dans presque toutes les colonies. Cela est si vrai, la sagesse de ces Ordonnances a été éprouvée tant de fois, que le rapport du Médecin & du Chirurgien de l'Amirauté, sert en quelque sorte de billet de garantie à l'acquéreur. Si les Négres, après la vente, sont attaqués de l'une de ces maladies, celui-ci s'en prend, ou au marchand des Négres, ou au Médecin de l'Amirauté, & en refuse quelquefois le paiement. Un événement de cette nature, arrivé aux Négres de Messieurs Prépaud de Cayenne (où cette maladie ne regne que lorsque quelque vaisseau étranger l'y apporte) donna lieu en 1768 à un procès qui fut jugé au Parlement de Paris. Pour soutenir un pareil procès, il faut qu'on ait une certitude presque physique, en Amérique, de préserver les Négres de ces maladies. On peut l'avoir, cette certitude, on l'auroit même toujours, si les nouvelles connoissances d'Europe y étoient généralement répandues, à la place des préjugés des blancs.

Dans le trajet des Négres, un des plus sûrs moyens d'arrêter les progrès d'une contagion sur les vaisseaux, c'est, en séparant les malades des sains, de laver souvent avec du vinaigre, tous les endroits qu'ils touchent. On grate les ponts, l'entre-deux des ponts, & on les arrose avec le vinaigre. Ce n'est que de cette maniere que l'Amiral Anson parvint à sauver une partie de son équipage, dans son voyage autour du monde. Lind, dans *son Essai sur les moyens de conserver les gens de mer*, recommande cette pratique comme une des plus utiles. Lorsqu'on met les Négres à terre, les Ordonnances portent qu'on en fera une visite très-exacte. S'ils ont quelque maladie contagieuse, il y a des endroits particuliers, des lazarets pour les y recevoir : on interdit alors toute communication entre les malades & les sains. Lorsque la maladie est guérie, & qu'il n'y a plus de soupçon de contagion ;

on les oblige de se laver la peau avec l'eau de mer, & on les livre à quelque Colon.

C'est à des précautions semblables, que l'Acadie ou Nouvelle Ecosse a été redevable du privilége dont elle a joui pendant cinq générations, d'être à l'abri de la petite vérole. Les Créols même de cette colonie, quoique descendans de François & d'Anglois étoient si ignorans sur la nature du mal, & sur la maniere de le traiter, que dans la derniere guerre, la plûpart ayant été faits prisonniers & emmenés à Londres, où rien n'est si commun que la petite vérole; lorsqu'ils en furent attaqués, ils se jetterent dans l'eau de la Tamise, au moment où elle alloit faire éruption, ce qui les fit tous périr (*a*).

(*a*) La pratique de se baigner à l'eau froide, dans la petite vérole, que le Pere (1) Labat attribue mal-à-propos à un Chirurgien d'Europe; n'a d'autre origine qu'un usage anciennement reçu chez les Américains, qui consistoit à bien suer dans toutes les maladies, & à se mettre ensuite dans l'eau froide. Ces Créols, qui en avoient été plusieurs fois témoins dans leur colonie, n'en sçavoient pas d'avantage, & en furent les victimes; com-

Les réglemens sages contenus dans le Code noir, ne sont pas les seuls qu'on peut appliquer à nos circonstances. Un des plus propres à remplir notre objet, seroit un réglement qui prendroit pour modele cet Arret du Conseil d'Etat du Roi de 1746, au sujet d'une maladie contagieuse des bestiaux devenue presque générale en France. Elle cessa presque aussitôt qu'il fut mis en exécution; les écoles vétérinaires n'ont point de préservatif plus assuré que cet arrêt. Ceux qui n'ont jamais réfléchi sur la force du mot *contagion*, ni sur la facilité qu'on a en France, de faire exécuter, à la fois, un ordre général, dans toute l'étendue du Royaume, ne peuvent pas concevoir comment un seul ordre du Roi est capable d'y faire cesser une contagion tout à coup. Il y a parmi

me les anciens Américains, lorsqu'ils reçurent, pour la premiere fois, cette maladie dans leur climat. Cette pratique peut réussir dans quelques maladies. Elle est fort usitée en Russie, mais elle est mortelle dans la petite vérole. Aussi est-ce parmi les Russes & les Américains qu'elle a trouvé plus de victimes qu'ailleurs.

» (1) Avant que les Européens se fussent

nous une distribution de forces tellement enchaînées l'une à l'autre, que

» établis, dit le Pere Labat, dans ces Isles » on n'y connoissoit point la petite vérole, » ils l'y ont apportée en échange de l'Epian » (les maux vénériens) qu'ils y ont trouvé. » Cette maladie fait quelquefois de grands » ravages chez nos Caraïbes. Comme ils » ne la connoissent pas; ils n'ont pas de » grands remedes pour la guérir. Un Chirur- » gien Européen fut assez scélérat pour en » faire mourir un grand nombre par un mau- » vais conseil qu'il donna. Il leur conseilla de » se tremper dans l'eau froide lorsque la ma- » ladie paroitroit. Voy. *nouveaux Voyag.* aux » Isles d'Amérique Tome IV. pag. 366.

Ce mauvais conseil peut bien avoir été donné par un Chirurgien d'Europe; mais plus d'un million d'Américains a péri dans cette maladie par la même conduite. On peut consulter l'Histoire de la petite vérole, où ces faits sont rapportés. William Burk ne pense pas de même que le Pere Labat, lorsqu'il dit: » leurs » Médecins ne connoissent qu'un remede pour » telle maladie que ce puisse être. Ils enferment » le malade dans une petite cabane au milieu » de laquelle est une pierre rougie au feu, sur » laquelle ils versent continuellement de l'eau, » jusqu'à ce que le malade soit tout en sueur; » après quoi il le plongent dans la riviere la » plus prochaine, ce qu'ils répetent aussi sou- » vent qu'ils le jugent nécessaire, & par ce » moyen, ils operent quelque fois des cures le premier chainon de la chaîne peut mettre en mouvement tous les autres à la fois. Tous les gouvernemens n'ont pas la même facilite. La forme de celui d'Angleterre, par exemple, paroît s'y oppoier. Le pouvoir exorbitant du peuple, la difficulté qu'il y a de le rendre raisonnable & de lui faire prendre un parti, sont autant d'obstacles qui s'opposent à une entreprise de cette nature. Sans cette raison plus prompts à secouer le joug des préjugés que les autres nations, les Anglois ne tarderoient pas à se délivrer de la petite vérole; mais ils seront forcés de nous imiter quelque jour. Ils ont admiré & admirent encore la conduite que nous avons tenu dans la derniere peste de Marseille de 1720. Jamais maladie ne fut anéantie plus subitement. C'est à l'Arrêt du Conseil d'Etat du Roi de la

» extraordinaires. Mais il arrive souvent que » le malade meurt dans l'opération, sur tout » dans les maladies que les Européens ont ap- » porté dans le pays, entr'autres, dans la » petite vérole, qui fait chez eux des ravages » affreux, ce que j'attribue en partie à cette » méthode. Voy. *l'Histoire des Colonies Eu- » ropéennes*, traduite de l'anglois, de Wil- » liam Burk. Tom. I. Chap. I. p. 212.

même année, qu'on a été redevable de ce bonheur. Jamais Marseille n'oublira un pareil bienfait, ni les précautions sages que cet Arrêt renferme. Elles ont servi plus de vingt fois, depuis, à préserver cette ville d'une maladie à laquelle son commerce & la proximité du Levant l'exposent tous les jours ; on pourroit modifier les précautions suivant les circonstances.

Ce qu'on propose aujourd'hui n'est point l'effet d'une imagination éblouie par des avantages chymériques. C'est le fruit d'un travail assidu & de l'observation : c'est le résultat d'une suite de vérités établies & démontrées. C'est l'expérience des Hottentots, des Tartares, des Créols, des Colons, qu'on oppose aux préjugés & à la négligence des Européens. Ce n'est qu'un moyen simple & facile de remédier aux progrès d'une maladie qui nous tue ; à des abus barbares qui nous déshonorent ; à la fureur d'un fléau, qui nous enleve tout à coup ce que nous avons de plus cher au monde, nos femmes, nos enfans ; qui menace les têtes les plus précieuses de l'Etat, nous mêmes ; qui ne respecte que les peuples attentifs : mais qui ne reſte, à notre honte, que chez les peuples indolens, crédules, eſclaves, ou mal éclairés.

Si l'on s'adreſſoit à une nation groſſiere, ſtupide, ſans connoiſſance, on pourroit dire : comment faire entendre la vérité, la raiſon aux hommes qui la Compoſent ; mais on parle à celle dont le goût, l'eſprit, les écrits, les loix, la police ont ſervi & ſervent encore de modele aux autres : qui renferme dans ſon ſein des hommes ſages, éclairés, qui gémiſſent peut-être en ſecret de voir la raiſon opprimée, les vérités les plus utiles abandonnées ou proſcrits, les bêtes préſervées de leurs maladies, les hommes livrés à toute la fureur des maux les plus cruels.

Si la lepre qui a régné pendant plus de dix ſiecles en Europe, exiſtoit encore parmi nous, & que quelqu'un propoſât de la détruire, c'eſt alors qu'on auroit raiſon de s'écrier. » Comment ſe délivrer d'un pareil fléau ; » d'une maladie qui exiſte depuis ſi » longtems parmi nous, chronique, héréditaire, qui paſſe juſqu'à

» la troisieme génération; que tout » le monde a intérêt de cacher; qui » est devenue générale en Europe, » qu'il est si difficile de distinguer des » autres maladies dans ses commence» mens; dont le principe s'attache » partout sur les meubles, les viandes, » les habits, les murs mêmes; dont » l'examen exige des épreuves cruel» les, toute la sagacité des Médecins » pour être apperçue, toute la vigi» lance des Magistrats pour arrêter » ses progrès, toute la rigueur des » loix pour l'empêcher de se répan» dre, toute la charité des chrétiens » pour servir les malades ». *C'est impossible, il faut vivre avec son ennemi.* Voilà ce qu'on diroit sans doute, si la lepre étoit encore parmi nous; elle y a été cependant; il y avoit dans le quatorzieme & quinzieme siecles, plus d'un million de lépreux; & nos peres, graces à leur prudence, aux bienfaits des Rois, & aux soins généreux des Chevaliers de l'Ordre de S. Lazare en sont venus à bout. Nous n'avons point un pareil monstre de maladie à combattre. La nôtre est un puceron vis à-vis de cette hydre. C'est une maladie des enfans, accidentelle, paſſagere & fugitive, qui vient au printems, qui ne reſte que quelques jours à la peau de celui qu'elle attaque, & qui le laiſſe parfaitement ſain. C'eſt enfin un être étranger, qui court & laiſſe après lui des ſémences comme le ver à ſoie, ſeules capables de le reproduire.

Si malgré la force de toutes ces raiſons, ſi malgré la facilité que nous avons d'éloigner ce fléau de nos villes, la pitié de ceux qui veillent à la conſervation des hommes, n'en eſt point émue? Si rien n'eſt capable de les toucher, pas même une certitude phyſique de ſauver la vie aux Citoyens? Si le cri de l'inocence, la nature, la raiſon, l'humanité, tout s'épuiſe, tout parle envain? Quels ſont donc les reſſorts qu'il faut faire mouvoir pour ébranler leur cœur.

Faut-il que le déſeſpoir ſoit la ſeule reſſource du genre humain? Quelque prudent, quelque attentiſ que puiſſe être un particulier, peut-il lui ſeul ſe préſerver de la contagion voiſine, ſi un réglement ſage ne vient à ſon ſecours. Il n'eſt plus tems de rappeller ici l'exemple de tous les peuples ſages d'Aſie, de tous ceux qui habitent des climats brûlans, qui par des pratiques utiles, évitent une partie de ces maux, nés parmi eux; il n'eſt plus tems de rappeller celui de toute l'antiquité, qui ſe baignoit, ſe purifioit, faiſoit ſans ceſſe des ablutions, des ſacrifices, des parfums pour ſe rendre agréable aux dieux, qui purifioit tout par le feu. Tous ces exemples ſont épuiſés. Il ne reſte plus à notre conſolation que l'eſpoir d'un homme, aſſez ſenſible aux maux du genre humain, pour chercher à les adoucir, aſſez bon patriote pour donner à ſa nation une preuve de ſon zele. Quand on n'exige que quelques ſoins du particulier pour le préſerver de ſes maux; quand on peut les lui faire obſerver ſans gêne, ſans frais; il faudroit être de bien mauvaiſe foi pour ne pas l'y encourager, il faudroit être ſtupide ou barbare pour l'en détourner.

P. S.

Nous joindrons ici les éclairciſſemens que M. Bertin, ancien Chirurgien Major de l'Iſle Royale, où il a exercé ſa partie, avec diſtinction, pendant vingt années, a bien voulu nous communiquer, relativement à la premiere irruption de la petite vérole dans cette Isle & dans les contrées voisines. C'est un témoin oculaire qui parle. Voici la copie de la lettre qu'il a envoyée à M. de S. Légier, pour nous la faire parvenir.

» On ne connoissoit point la petite » vérole à l'Acadie, à l'Isle Royale, » ni aux Isles S. Jean & Terre-Neuve, » avant 1733, qu'elle fut apportée à » Louisbourg par deux vaisseaux de » Brest, commandés par M. de » Gouyon (*a*) Capitaine de vaisseau; » elle se communiqua d'abord à la » blanchisseuse qui blanchissoit le linge » des personnes attaquées de cette » maladie. C'étoit une Acadienne,

(*a*) En supposant que M. Bertin se rappelle plus positivement que M. Vallé, Officier de Marine, le nom du Capitaine de Vaisseau, qui introduisit le premier la petite vérole à l'Isle du Cap Breton, on ne nous auroit trompé que sur le nom; mais il importe peu que ce soit M. Desherbier de l'Etang du Hair, ou M. de Gouyon. Il reste incontestable, qu'avant cette époque, on n'avoit jamais entendu parler de la petite vérole dans ces contrées.

„ âgée de 60 ans, elle en guérît, mais „ son mari & trois de ses filles en „ moururent.

» C'étoit dans le mois de Septem- „ bre que cette maladie se communi- „ qua à presque toute la ville; il y en „ eut beaucoup de pourprées; ceux „ qui furent attaqués de ces dernieres, „ en moururent presque tous. Il n'y „ eut que ceux qui l'eurent bénigne „ qui en guérirent; ceux qui l'eurent „ dans les mois de Janvier & Février, „ périrent presque tous, par le froid „ excessif qu'il y fait dans cette saison, „ & qui est toujours préjudiciable au „ traitement de cette maladie, dans „ ce pays aussi bien qu'en Europe. „ les précautions que l'on prit, furent „ d'empêcher, autant qu'il fut possi- „ ble, leur communication avec les „ autres malades; mais on n'y apporta „ pas, peut-être, toute l'attention qu'on „ auroit du, puisque la maladie ne s'y „ répandit que par l'effet de la con- „ gion.

„ A l'égard du traitement, il est le „ même que celui que j'ai vu faire à „ Paris, & à l'Hôpital de Rochefort, „ où j'ai servi sept ans sous deux cé-

» lebres Médecins, qui ſont Meſſieurs » Dupuy, Champpoway, j'ai tou- » jours ſuivi leurs pratique pour tou- » tes les maladies que j'ai traitées à » Louisbourg, où j'ai ſervi pendant » vingt années conſécutives, en qua- » lité de Chirurgien Major.

» En 1749, cette maladie nous fut » donnée par le vaiſſeau du Roi l'In- » trépide, commandé par M. Dola- » baratz, Capitaine de Brulot, ce fut » dans le mois de Juillet; il n'y eut » que trois ou quatre maiſons qui l'eu- » rent, & par les précautions que » l'on prit, elle n'eut point de ſuite » fâcheuſe.

» En 1755, en Septembre, elle » nous fut donnée par un vaiſſeau An- » glois, & elle ſe communiqua à preſ- » que toute la ville; comme la ſaiſon » étoit tempérée, il en guérit beau- » coup, j'en traitai ſept dans une » maiſon qui guérirent tous.

» J'en eus beaucoup à traiter dans » d'autres familles, il en mourut un » certain nombre, & en général il » en guérit beaucoup plus qu'il n'en » mourut. Il n'y a eu que ceux dans » leſquels la maladie étoit compli-

» quée, qui en sont morts. Dans la » premiere irruption elle se communi- » qua aussi aux Sauvages, ils en mou- » rurent presque tous; cela n'est pas » surprenant. La façon dont ces gens- » là se logent, contribue beaucoup à » leur destruction, sur-tout dans cette » maladie. Ils n'ont qu'une cabane » faite avec des branches d'arbres; » ils couchent sur des écorces d'ar- » bres, & pour toute couverture, ils » n'ont qu'une peau d'ours. Il faut que » la nature opere seule, pour qu'ils » guérissent, j'en ai vu beaucoup qui » en ont guéri, & qui ont été très- » marqués; à l'égard des Acadiens, » ils guérissent quand ils sont bien » traités, & qu'il n'y a point de com- » plication.

» *Signé* BERTIN, ancien Chirurgien
» Major de l'Isle Royale.

FIN.

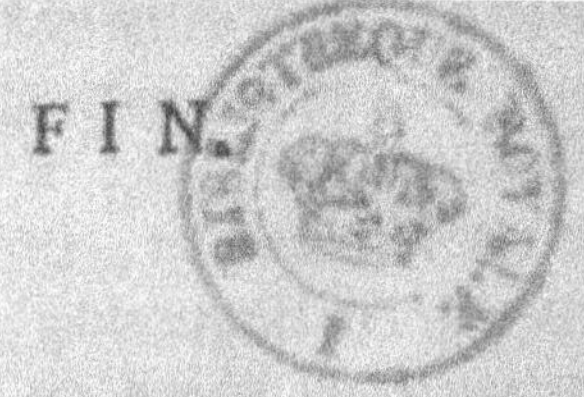

APPROBATION.

J'AI lu par ordre de Monseigneur le Chancelier un manuscrit, qui a pour titre, *Avis au public sur son plus intérêt*, &c. je n'y ai rien trouvé qui m'ait paru devoir empêcher l'impression d'un Ouvrage aussi intéressant. A Paris, ce 5 Juin 1769.

LEBEGUE DE PRESLE.

PRIVILEGE DU ROI.

LOUIS par la grace de Dieu, Roi de France & de Navarre : à nos Amés & féaux Conseillers, les Gens tenans nos Cours de Parlement, Maîtres des Requêtes ordinaires de notre Hôtel, Grand Conseil, Prevôt de Paris, Baillifs, Sénéchaux, leurs Lieutenants Civils & autres, nos Justiciers qu'il appartiendra : SALUT, notre amé Louis-Etienne Ganeau, Libraire, ancien Syndic & ancien Consul, Nous a fait exposer qu'il désireroit faire imprimer & donner au Public un Ouvrage qui a pour titre : *Avis au public sur son plus grand intérêt, ou l'Art de se préserver de la petite vérole, &c. par M. Paulet,*

Médecin. S'il Nous plaisoit lui accorder nos Lettres de Permission pour ce nécessaires. A CES CAUSES, voulant favorablement traiter l'Exposant, nous lui avons permis & permettons par ces Présentes, de faire imprimer ledit Ouvrage autant de fois que bon lui semblera, & de le vendre, faire vendre & débiter par tout notre Royaume pendant le tems de trois années consécutives, à compter du jour de la date des Présentes. Faisons défenses à tous Imprimeurs, Libraires, & autres personnes, de quelque qualité & condition qu'elles soient, d'en introduire d'impression étrangere dans aucun lieu de notre obéissance. Donné à Paris le 5 Juillet, l'an de grace mil sept cens soixante-neuf, & de notre Regne le cinquante quatrieme. Par le Roi en son Conseil.

LEBEGUE.

Regiſtré ſur le Regiſtre XVII. de la Chambre Royale & Syndicale des Libraires & Imprimeurs de Paris N°. 728. fol. 708. conformément au Reglement de 1723, à Paris ce 7 Juillet 1769.

BRIASSON, Syndic.

www.ingramcontent.com/pod-product-compliance
Ingram Content Group UK Ltd.
Pitfield, Milton Keynes, MK11 3LW, UK
UKHW021058270726
13994UKWH00009B/732

9 782329 232041